授業・実習・国試に役立つ

言語聴覚士ドリルプラス

運動障害性構音障害

編集 大塚裕一
熊本保健科学大学保健科学部リハビリテーション学科言語聴覚学専攻教授

著 櫻庭ゆかり
仙台医療福祉専門学校言語聴覚学科学科長

診断と治療社

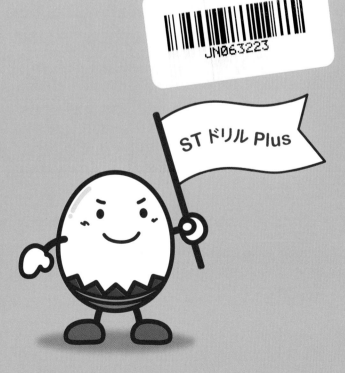

刊行にあたって

現在わが国には，およそ70校の言語聴覚士の養成校が存在します。言語聴覚士法（1997年）の成立時にはその数は数校程度だったのですが，20年あまりで増加し，県によっては複数校存在しているという状況になっています。言語聴覚士の養成は，さかのぼれば1971年，日本初の言語聴覚士養成校である国立聴力言語障害センター附属聴能言語専門職員養成所での大卒1年課程の開設が記念すべきスタートになるかと思います。その後，開設された養成校の養成課程は，高卒3年課程や高卒4年課程の専門学校，大学での4年課程，大卒を対象とした2年課程などさまざまで，今後これらの課程に加え専門職大学での養成課程が加わろうとしています。

言語聴覚士法が制定されてから，この約20年間での言語聴覚士にかかわる学問の進歩は著しく，教育現場で修得させせなければならない知識・技術は増大する一方です。しかしながら入学してくる学生は，千差万別で従来の教育方法では十分な学習が困難となってきている状況もあります。

今回，このような状況を改善する方策の1つとして，修得すべき基本知識を体系的に示したドリルを作成してみました。内容は，言語聴覚士の養成校で学ぶべき言語聴覚障害を専門領域ごとにまとめてシリーズ化し，領域ごとのドリルの目次は統一したものとし，目次を統一したことで領域ごとの横のつながりも意識しやすくなるようにしました。

特徴としては

①すべての養成課程の学生を対象にしたドリルであること

②日々の専門領域講義の復習のみならず，実習，国家試験にも対応できる基本的な内容を網羅していること

③専門領域ごとにまとめたドリルであるが目次が統一されており，領域ごとの横のつながりが意識しやすいこと

などがあげられます。

対象は学生ということを念頭においてシリーズ化したのですが，臨床現場で活躍されている言語聴覚士にも，基本的な知識の整理という意味で使用していただくことも可能かと考えています。

最後に，この『ドリルプラス』シリーズが有効活用され言語聴覚士養成校の学生の学びの一助となることを期待します。

令和2年9月

大塚裕一

運動の障害を学ぶということ

ヒールがアスファルトにめり込む暑い夏，クラスメートであった大塚先生と筆者は，敬愛する恩師・都筑澄夫先生から [tamaŋo] がいかにして発せられたかを分析して共同発表するよう命じられました。議論しながら確かめ，そしてまた議論して練り上げた経験は，今でも仕事の土台になっています（ありがとうございます，都筑先生と大塚裕一先生！）。ただ少し困ったことに，音の背景にある神経活動と筋の協調に魅せられたこの時点で，私の志向性は理学療法に向かっていました。おもに能力上の問題から悪戦苦闘を強いられつつも，運動を学び語る高揚感はあの夏から続いています。

発話の能力が低下することが，どれほど患者様の QOL と生きる意欲にかかわるか。現場で何度も膝をつき無力を呪う日々のなか，筆者は目もくらむようなセラピーと，理想の先達に出会いました。神経学，解剖学，運動学，音声学の知識の上にある鋭い評価の目，患者様のリアルに則った目標と計画の立案，患者様ご自身で動きを再現する運動学習への軌跡。テクニックだけではない何もかもに夢中になり，心の底からこうなりたいと願いました。その願いが叶うことはないのかもしれません。それでも，もしかしたら？　という期待は，原動力になります。理学療法士，作業療法士の上司や同僚たちと同じ用語で語り合い，教えられる日々をもてたことも幸せでした。

他の分野と同様に，運動の障害と向き合うにあたって学習することは多くあります。勉強をはじめたばかりの学生さんが涙目になる気持ちも，「筋肉が好きなら他の学科に行ってますー！」と叫びたくなる気持ちもよくわかります。しかし本来，人にとって声を発すること，おしゃべりすることが “快” であるなら，そこを支える学びもまた，苦しいことばかりではないかもしれません。辛くなったら，ちょっとドリルを解いてみて，再び教科書に挑戦してください。また，この分野は現在，訓練法はもとより分類や日本語の呼称に至るまで議論が続いています。それは発展のエネルギーに満ちた，魅力的な領域であることのあらわれでありましょう。今回はできる限り国家試験の用語と解答の傾向に沿って紹介しました。導入の役割を果たすことができれば，幸いに思います。

ところで，ある日筆者はふとあることに思い至り，職業選択の違和感から解放されました。もし仮に私が理学療法士なら，「声」と「発話」と「食」にだけ熱くなっていそうです。そして，それが許されるのはもちろん「言語聴覚士」一択，なのでありました。

令和 2 年 9 月

櫻庭ゆかり

編集者・著者紹介

編集者

大塚裕一　（おおつか　ゆういち）

熊本保健科学大学保健科学部リハビリテーション学科言語聴覚学専攻教授

略　　歴：1990年日本聴能言語学院聴能言語学科卒業。2010年熊本県立大学大学院文学研究科日本語日本文学専攻博士前期課程修了。1990年4月より野村病院（宮崎県）勤務後1996年9月より菊南病院勤務。2012年4月より熊本保健科学大学准教授，2020年4月より現職。

所属学会等：熊本県言語聴覚士会監事，くまもと言語聴覚研究会代表，熊本摂食・嚥下リハビリテーション研究会運営委員。

おもな著書：「なるほど！失語症の評価と治療」（金原出版，2010），「失語症Q&A」（共著，新興医学出版社，2013），「絵でわかる失語症の症状と訓練」（医学と看護社，2015），「明日からの臨床・実習に使える言語聴覚障害診断」（医学と看護社，2016）等。

著　者

櫻庭ゆかり　（さくらば　ゆかり）

仙台医療福祉専門学校言語聴覚学科学科長

略　　歴：1990年3月日本聴能言語学院聴能言語学科卒業。同年4月より釧路脳神経外科病院勤務。2006年東北大学口腔科学修士課程，2014年東北大学博士（歯学）課程修了。2000年4月より仙台医療福祉専門学校言語聴覚学科教務。2014年4月より現職。

Contents

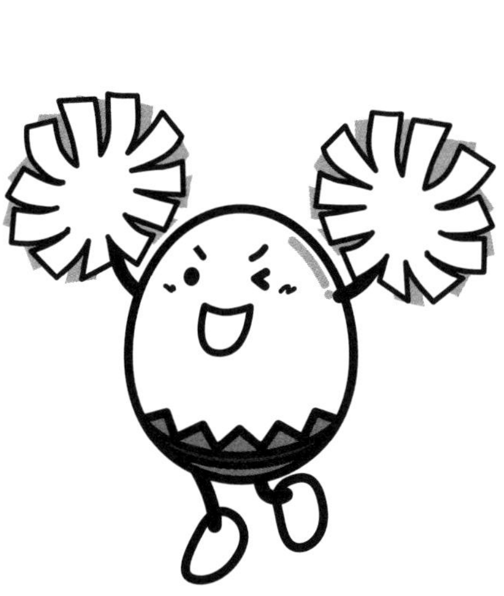

本ドリルの使い方

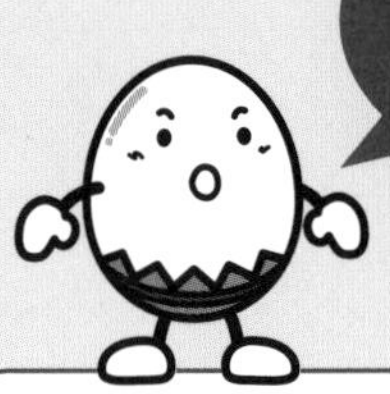

まずは左ページに集中して問題を解いてみよう！

左ページに穴埋め問題があります。傍注には「HINT」「MEMO」を掲載しているので，解答の参考にして解いてみましょう。

右ページには「読み解くための Keyword」として，重要用語を解説しています。知識をより深めましょう！

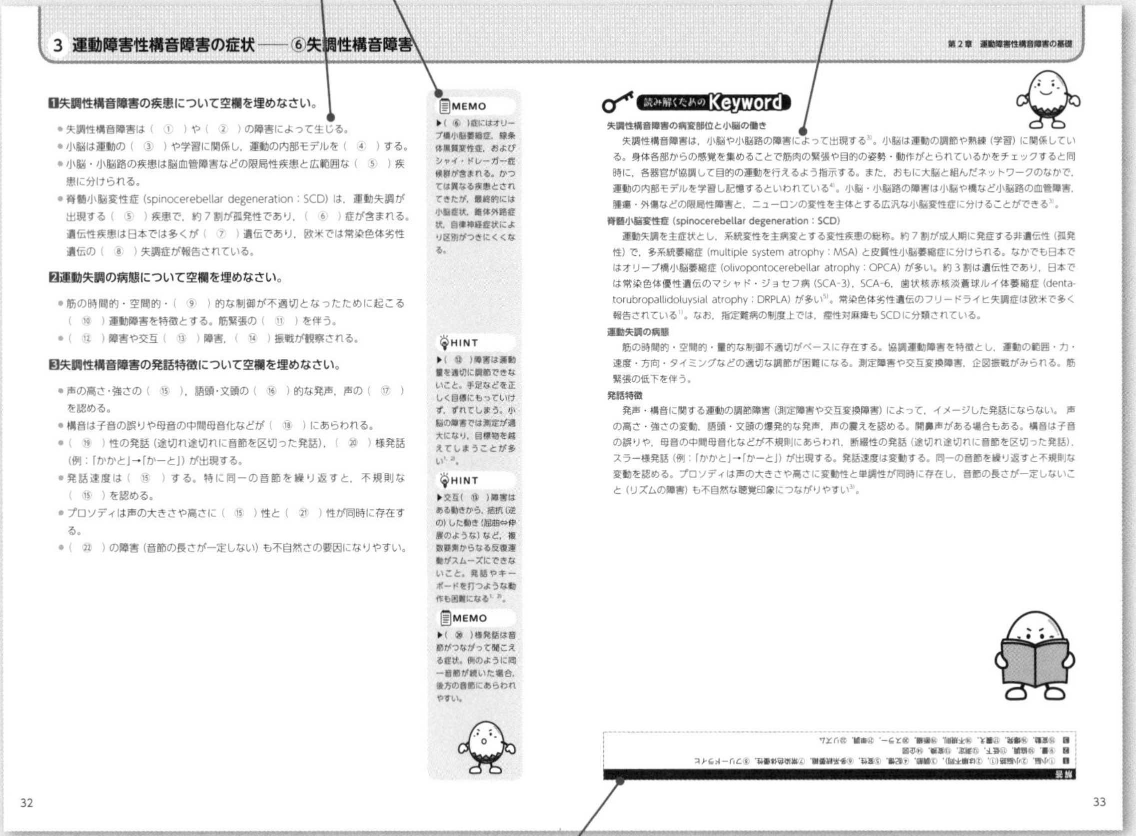
3 運動障害性構音障害の症状 ──⑥失調性構音障害

第2章　運動障害性構音障害の基礎

1 失調性構音障害の疾患について空欄を埋めなさい。

- 失調性構音障害は（ ① ）や（ ② ）の障害によって生じる。
- 小脳は運動の（ ③ ）や学習に関係し，運動の内部モデルを（ ④ ）する。
- 小脳・小脳路の疾患は脳血管障害などの限局性疾患と広範囲な（ ⑤ ）疾患に分けられる。
- 脊髄小脳変性症 (spinocerebellar degeneration：SCD) は，運動失調が出現する（ ⑤ ）疾患で，約7割が孤発性であり，（ ⑥ ）症が含まれる。遺伝性疾患は日本では多くが（ ⑦ ）遺伝であり，欧米では常染色体劣性遺伝の（ ⑧ ）失調症が報告されている。

2 運動失調の病態について空欄を埋めなさい。

- 筋の時間的・空間的・（ ⑨ ）的な制御が不適切となったために起こる（ ⑩ ）運動障害を特徴とする。筋緊張の（ ⑪ ）を伴う。
- （ ⑫ ）障害や交互（ ⑬ ）障害，（ ⑭ ）振戦が観察される。

3 失調性構音障害の発話特徴について空欄を埋めなさい。

- 声の高さ・強さの（ ⑮ ），語頭・文頭の（ ⑯ ）的な発声，声の（ ⑰ ）を認める。
- 構音は子音の誤りや母音の中間母音化などが（ ⑱ ）にあらわれる。
- （ ⑲ ）性の発話（途切れ途切れに音節を区切った発話），（ ⑳ ）様発話（例：「かかと」→「かーと」）が出現する。
- 発話速度は（ ⑮ ）する。特に同一の音節を繰り返すと，不規則な（ ⑮ ）を認める。
- プロソディは声の大きさや高さに（ ⑮ ）性と（ ㉑ ）性が同時に存在する。
- （ ㉒ ）の障害（音節の長さが一定しない）も不自然さの要因になりやすい。

MEMO
▶（ ⑥ ）症にはオリーブ橋小脳萎縮症，線条体黒質変性症，およびシャイ・ドレーガー症候群が含まれる。かつては異なる疾患とされてきたが，最終的には小脳症状，錐体外路症状，自律神経症状により区別がつきにくくなる。

HINT
▶（ ⑫ ）障害は運動量を適切に調節できないこと。手足などを正しく目標にもっていけず，ずれてしまう。小脳の障害では測定が過大になり，目標物を越えてしまうことが多い[1,2]。

HINT
▶交互（ ⑬ ）障害はある動きから，拮抗（逆の）した動き（屈曲⇔伸展のような）など，複数要素からなる反復運動がスムーズにできないこと。発話やキーボードを打つような動作も困難になる[1,2]。

MEMO
▶（ ⑳ ）様発話は音節がつながって聞こえる症状。例のように同一音節が続いた場合，後方の音節にあらわれやすい。

読み解くための Keyword

失調性構音障害の病変部位と小脳の働き

失調性構音障害は，小脳や小脳路の障害によって出現する[3]。小脳は運動の調節や熟練（学習）に関係している。身体各部からの感覚を集めることで筋肉の緊張や目的の姿勢・動作がとられているかをチェックすると同時に，各器官が協調して目的の運動を行えるよう指示する。また，おもに大脳と組んだネットワークのなかで，運動の内部モデルを学習し記憶するといわれている[4]。小脳・小脳路の障害は小脳や橋など小脳路の血管障害，腫瘍・外傷などの限局性障害と，ニューロンの変性を主体とする広汎な小脳変性症に分けることができる[3]。

脊髄小脳変性症 (spinocerebellar degeneration：SCD)

運動失調を主症状とし，系統変性を主病変とする変性疾患の総称。約7割が成人期に発症する非遺伝性（孤発性）で，多系統萎縮症 (multiple system atrophy：MSA) と皮質性小脳萎縮症に分けられる。なかでも日本ではオリーブ橋小脳萎縮症 (olivopontocerebellar atrophy：OPCA) が多い。約3割は遺伝性であり，日本では常染色体優性遺伝のマシャド・ジョセフ病 (SCA-3)，SCA-6，歯状核赤核淡蒼球ルイ体萎縮症 (dentatorubropallidoluysial atrophy：DRPLA) が多い[5]。常染色体劣性遺伝のフリードライヒ失調症は欧米で多く報告されている[1]。なお，指定難病の制度上では，痙性対麻痺も SCD に分類されている。

運動失調の病態

筋の時間的・空間的・量的な制御不適切がベースに存在する。協調運動障害を特徴とし，運動の範囲・力・速度・方向・タイミングなどの適切な調節が困難になる。測定障害や交互変換障害，企図振戦がみられる。筋緊張の低下を伴う。

発話特徴

発声・構音に関する運動の調節障害（測定障害や交互変換障害）によって，イメージした発話にならない。声の高さ・強さの変動，語頭・文頭の爆発的な発声，声の震えを認める。開鼻声がある場合もある。構音は子音の誤りや，母音の中間母音化などが不規則にあらわれ，断綴性の発話（途切れ途切れに音節を区切った発話），スラー様発話（例：「かかと」→「かーと」）が出現する。発話速度は変動する。同一の音節を繰り返すと不規則な変動を認める。プロソディは声の大きさや高さに変動性と単調性が同時に存在し，音節の長さが一定しないこと（リズムの障害）も不自然な聴覚印象につながりやすい[3]。

解答
1 ①小脳，②小脳路（①，②は順不同），③調節，④記憶，⑤変性，⑥多系統萎縮，⑦常染色体優性，⑧フリードライヒ
2 ⑨量，⑩協調，⑪低下，⑫測定，⑬変換，⑭企図
3 ⑮変動，⑯爆発，⑰震え，⑱不規則，⑲断綴，⑳スラー，㉑単調，㉒リズム

32　33

解答は右ページ下に掲載しています。

問題は全部で479問！
どのくらい解けたかな？
p.73の採点表で
採点してみよう！

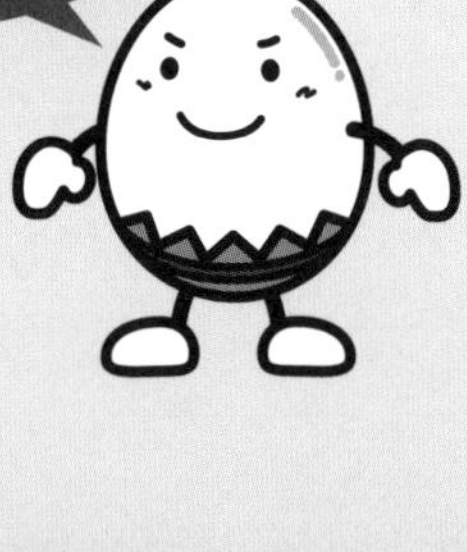

第1章

運動障害性構音障害の歴史

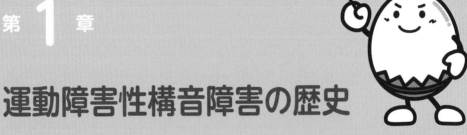

紀元前３世紀頃に編纂されたヒポクラテス全集には，「声」についての記述があるそうです。そこには発話障害と中枢神経疾患の関係，呼吸作用・構音・声の大小と呼気の関係が述べられているといわれています。2000年以上の長きにわたって「発話」が医学の対象だったことに驚かされます。ここでは20世紀以降の歴史を学びながら，リハビリテーションの発展を概観しましょう。

1 欧米の歴史

1 ヨーロッパの音声言語研究の歴史について空欄を埋めなさい。

- 20 世紀に入ると，音声言語治療学が誕生した。共鳴腔や構音器官の働きを，主として（　①　）的，（　②　）的に研究し，音声言語治療の基礎となった。
- 1900 年代初頭，ベルリン大学の医師（　③　）は，大学病院の正式な診療科として音声言語外来を開設した。
- 1924 年，オーストリアの（　④　）は，国際音声言語医学会（International Association of Logopedics and Phoniatrics：IALP）を創設した。

2 アメリカの音声言語研究の歴史について空欄を埋めなさい。

- 1914 年，（　③　）のもとに学んだ（　⑤　）はアメリカへ戻り，コロンビア大学にスピーチ・クリニックを開設し音声言語医学を伝えた。
- 1925 年，（　⑥　）が結成され，その後Speech Language Pathologistを中心に臨床，教育，研究のすべてが発展した。
- 1969 年，（　⑦　）らの研究により dysarthriaの分類と基礎的な診断が提唱された。
- 1990 年代後半，（　⑧　）に基づいて臨床方針を決定する時代に入りYorkston（ヨークストン），Duffy（ダフィー）らは積極的に evidence based practice（EBP）を推進し，臨床ガイドラインを作成している。

MEMO

▶音声言語を分析・研究する際，何をどのように行うのかの基礎は，すでに 20 世紀初頭にあった。

MEMO

▶（　④　）は，後にアメリカにわたって活躍した。

MEMO

▶アメリカは言語聴覚のリハビリテーション資格を Speech Language Pathologist（言語病理の専門家）と，Audiologist（聴覚の専門家）に分けている。

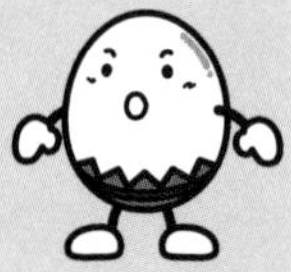

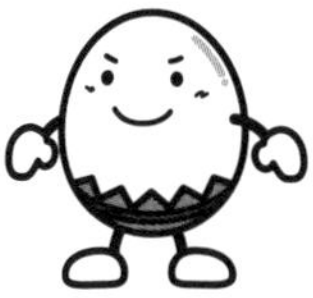

読み解くための Keyword

音声言語治療学

20 世紀に入り，音声言語治療学がまとまった臨床分野として科学的に研究された。発声器官である呼吸器・喉頭・鼻・副鼻腔・口腔・咽頭などの共鳴腔や舌・口唇など構音器官の働きを，主として生理学的，音響学的に研究するもので，音声や言語障害の治療についての基礎となるものだった[1)]。

Hermann Gutzmann

音声言語治療学創設の中心的存在であるベルリン大学の医師Gutzmann（変声障害で用いるカイザー・グッツマン法でもその名を知られる）は，音声・言語の両分野にわたり医学的に大きく体系づけを行い専門分野にまで大成させた。1900 年代初頭には大学病院の正式な診療科として音声言語外来を開設した[1)]。

Emil Fröschels

1918 年，ウィーン大学の Fröschels は音声言語障害部門の主任医師となり，1920 年にはウィーン市内に小学生のための言語福祉センターを設立した。1924 年に発足した国際音声言語医学会（International Association of Logopedics and Phoniatrics：IALP）の創設者でもある[1)]。

イギリスの言語聴覚士協会

ドイツでは医師主導で発展した領域だが，イギリスでは 1944 年に言語聴覚士協会（College of Speech Therapists）が発足するなど，独自の発展を遂げた。

1948 年には映画『英国王のスピーチ』でも知られるジョージ 6 世が，協会初のロイヤルパトロンとなっている[2)]。

Edward W. Scripture

Gutzmann のもとに学んだ Scripture はアメリカへ戻り，1914 年にコロンビア大学にスピーチ・クリニックを開設して音声言語医学を伝えた[1)]。

American Speech-Language and Hearing Association（ASHA）

アメリカにおいては，1920 年には大学で言語聴覚障害学の講座が開かれ，専門家の養成が開始された。1925 年には職能・学術団体である American Speech-Language and Hearing Association（ASHA）が結成され，その後，Speech Language Pathologist（SLP）を中心に，臨床，教育，研究のすべての領域が飛躍的に発展した[3)]。

Frederic L. Darley

1969 年，Darley らの研究により dysarthria の分類と基礎的な診断が提唱された[4)]。

エビデンスに基づいた臨床方針決定の流れ

1990 年代後半から，アメリカではエビデンスに基づいて臨床方針を決定する流れができ，Yorkston，Duffy らが中心となり，積極的に臨床ガイドラインを作成している[4)]。

解答

1 ①生理学，②音響学（①，②は順不同），③Gutzmann（グッツマン），④Fröschels（フローシェルズ）
2 ⑤Scripture（スクリプチャー），⑥ASHA（American Speech-Language and Hearing Association），⑦Darley（ダーレイ），⑧エビデンス

2 日本の歴史

1 日本の音声言語研究の歴史について空欄を埋めなさい。

- 1956 年，日本（　①　）医学会が発足した。
- 1958 年，国立（　②　）が発足し「（　③　）により定められたろうあ者更生施設」としての事業を開始した。
- 1964 年，国立（　②　）が，国立（　④　）と改称され，（　⑤　）年には，附属の聴能言語専門職員養成所が日本初の言語聴覚士養成校として発足した。
- 1970 年代，脳性麻痺に対するアプローチとして，イギリスから（　⑥　）法が，チェコから（　⑦　）法が紹介された。
- （　⑧　）年，言語聴覚士法が成立し，1999 年に第 1 回言語聴覚士国家試験が実施された。
- 1990 年代以降，特に（　⑨　）から多くの知見や技術，臨床ガイドラインが紹介され，現在に至っている。
- 2000 年，国家資格を有する言語聴覚士の団体として（　⑩　）が設立された。

MEMO

▶教育現場では 1953 年に千葉県市川市立真間小学校に言語障害児および読書不振児のための通級式治療教室が開設されている。吃音を中心とした言語治療であった。

MEMO

▶ 1982 年には Darley らの書籍（『運動性構音障害』，医歯薬出版）が柴田によって訳出され，長く教科書として愛読されている。

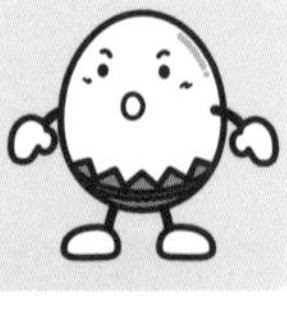

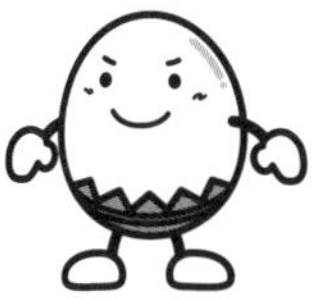

読み解くための Keyword

日本音声言語医学会発足

耳鼻咽喉科学者であり音声学者でもあった颯田琴治の提唱により，音声言語医学の進歩・発展に寄与することを目的として 1956 年に日本音声言語医学会が設立された[1)]。

国立ろうあ者更生指導所

1958 年に国立ろうあ者更生指導所が発足し，「身体障害者福祉法により定められたろうあ者更生施設」としての事業を開始した[2)]。

日本初の言語聴覚士養成校

1964 年には前述の国立ろうあ者更生指導所が国立聴力言語障害センターと改称され，1971 年には日本初の言語聴覚士養成校として附属の聴能言語専門職員養成所が開設された[2)]。

諸外国のリハビリテーション方法，知見

1970 年代のアメリカの dysarthria に関する研究成果は廣瀬，柴田，福迫らによって日本に紹介された。以降，専門的なリハビリテーションが開始され，言語治療に関する研究が報告された[3)]。

またこの時期，脳性麻痺に対するアプローチとして，イギリスからボバース法が，チェコからボイタ法が紹介されている。ボバース法のコンセプトは，成人の中枢性麻痺における運動障害性構音障害に対するアプローチとしても展開された[3)]。

1990 年代からはアメリカを中心に多くの知見や技術，臨床ガイドラインが紹介され，さかんな研究活動が行われている[3)]。

言語聴覚士法制定

1997 年 12 月，言語聴覚士法が制定され，1998 年 9 月より施行された。1999 年に第 1 回言語聴覚士国家試験が実施され，2000 年には国家資格を有する言語聴覚士の団体として日本言語聴覚士協会が設立された[2)]。

● Column ●　そして今，ここから

すぐれた研究者やセラピストのたゆまぬ努力により，日本は自国にいながら国際的なレベルで研鑽を積むことができる時代に入った。今後さらなる発展を遂げ，当事者の皆様がより多くの利益を享受することが望まれる。

解答

1 ①音声言語，②ろうあ者更生指導所，③身体障害者福祉法，④聴力言語障害センター，⑤1971，⑥ボバース，⑦ボイタ，⑧1997，⑨アメリカ，⑩日本言語聴覚士協会

MEMO

第2章

運動障害性構音障害の基礎

ここではまず，「1　運動障害性構音障害の定義と障害のタイプ」で運動障害性構音障害の定義とタイプについて学びます。「2　運動障害性構音障害にかかわる解剖と生理」では発声発語器官の筋や骨格，神経について学んでいきます。運動障害性構音障害の症状は，障害部位による各タイプに対応しています。「3　運動障害性構音障害の症状」では，運動障害のタイプを学びながら，その症状を同時に学んでいきましょう。

1 運動障害性構音障害の定義と障害のタイプ

1 運動障害性構音障害について空欄を埋めなさい。

- （　①　）・（　②　）系の病変によって起こる障害である。
- 話し言葉にかかわる呼吸・（　③　）・構音・（　④　）・プロソディなど運動障害によって発生した異常のすべてを含む概念である。
- 損傷された運動系の部位によって異なる（　⑤　）障害の病態を示す。

2 病変部位と運動障害性構音障害のタイプについて空欄を埋めなさい。

● 病変部位と運動障害性構音障害のタイプ

<table>
<tr><th colspan="2">病変部位</th><th>運動障害の特徴</th><th>運動障害性構音障害のタイプ</th></tr>
<tr><td rowspan="2">上位運動ニューロン
・皮質延髄路
（皮質核路）</td><td>両側性</td><td>（　⑥　）性麻痺，病的反射</td><td>（　⑥　）性構音障害</td></tr>
<tr><td>一側性</td><td>巧緻性の低下</td><td>一側性上位運動ニューロン性構音障害
(unilateral upper motor neuron：UUMN)</td></tr>
<tr><td colspan="2" rowspan="2">錐体外路
大脳基底核
・中脳黒質
・線条体（被殻・淡蒼球）</td><td>（　⑦　）病などによる無動・固縮・振戦・姿勢反射障害</td><td>（　⑧　）性構音障害</td></tr>
<tr><td>舞踏運動，ジスキネジア，ジストニア，ミオクローヌスなどの不随意運動</td><td>（　⑨　）性構音障害</td></tr>
<tr><td colspan="2">小脳・小脳路</td><td>運動（　⑩　）（測定障害，協調運動障害，企図振戦など），筋緊張低下</td><td>（　⑩　）性構音障害</td></tr>
<tr><td colspan="2">下位運動ニューロン
・脳幹の神経細胞
・神経線維（軸索）
神経筋接合部
筋</td><td>（　⑪　）性麻痺</td><td>（　⑪　）性構音障害</td></tr>
<tr><td colspan="2">複数の神経損傷</td><td>病変部位に応じて複数の障害が混合する</td><td>（　⑫　）性構音障害</td></tr>
</table>

MEMO

▶「錐体路」は延髄下部の錐体を通る経路の呼称である。脳神経につなぐ上位運動ニューロンの場合，ここを通らないものもあるため，錐体路に含めないとする意見もあるので注意する。

MEMO

▶「皮質延髄路」は皮質から延髄までの経路という意味で使用されてきたが，近年，皮質と脳幹の各運動核を結ぶという意味で「皮質核路」を使用する場合が増えている。どの呼称も記憶しておくことが望ましい。

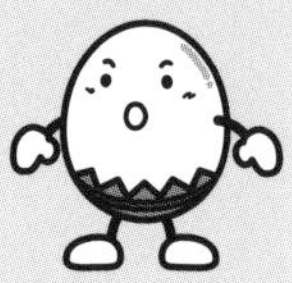

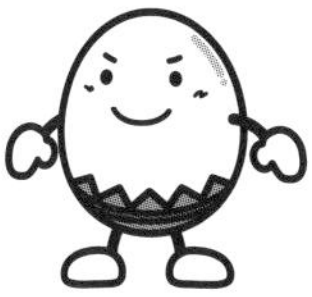

読み解くためのKeyword

運動障害性構音障害の定義と特徴[1)]

- 神経系・筋系の問題から発話運動の生成に問題を生じた一連の発話異常のすべてのタイプに対する総称である
- 話し言葉にかかわる呼吸，発声，構音，共鳴，プロソディなど，運動障害により発生した異常のすべてを含む
- 大脳の運動の中枢から末梢の筋に至る経緯のどこかに病変が起きると末端である発声発語器官の運動が障害され，損傷された部位によって異なる運動障害の病態を示す
- 脳性麻痺に代表される先天的な障害は，運動障害性構音障害に含める立場と含めない立場とがある。言語発達の問題を含むため，運動に加えて発達のアプローチが欠かせない

分類と運動障害

運動障害性構音障害は病変部位から生じる特徴的な神経学的症状や運動障害によって分類される[2)]（表）。

発話にかかわる上位運動ニューロンの経路は，錐体路（⇒MEMO），皮質延髄路（皮質核路⇒MEMO）とも呼ばれ，両側性損傷，一側性損傷ともに痙性麻痺の症状（一側性損傷の場合は一般的に軽度であることが多い）を呈する。錐体外路とは，運動にかかわる神経のうち，錐体路以外のすべての神経系を指すが，一般に大脳基底核を指すことが多く，障害によって運動低下性構音障害や運動過多性構音障害をきたす。小脳や小脳に出入りする神経路（小脳路）が障害されると運動失調が出現する。下位運動ニューロンは，脳幹にある神経細胞と神経線維であり，下位運動ニューロンと神経筋接合部，筋本体をまとめて運動単位と呼ぶ。運動単位のどこが障害されても弛緩性麻痺を呈する。さらに複数の神経系が障害を受けると混合性の症状があらわれる。

● **病変部位と運動障害性構音障害のタイプ**

病変部位		運動障害の特徴	運動障害性構音障害のタイプ
上位運動ニューロン ・皮質延髄路（皮質核路）	両側性	痙性麻痺，病的反射	痙性構音障害
	一側性	巧緻性の低下	一側性上位運動ニューロン性構音障害 (unilateral upper motor neuron : UUMN)
錐体外路 大脳基底核 ・中脳黒質 ・線条体（被殻・淡蒼球）		パーキンソン病などによる無動・固縮・振戦・姿勢反射障害	運動低下性構音障害
		舞踏運動，ジスキネジア，ジストニア，ミオクローヌスなどの不随意運動	運動過多性構音障害
小脳・小脳路		運動失調（測定障害，協調運動障害，企図振戦など），筋緊張低下	失調性構音障害
下位運動ニューロン ・脳幹の神経細胞 ・神経線維（軸索） 神経筋接合部 筋		弛緩性麻痺	弛緩性構音障害
複数の神経損傷		病変部位に応じて複数の障害が混合する	混合性構音障害

Dysarthria の日本語での呼称

Dysarthriaの日本語訳は一致していない。本ドリルでは言語聴覚士国家試験出題基準にあわせ「運動障害性構音障害」の呼称を採用したが，「ディサースリア」の呼称（片仮名表記），原語のままの表記などが並立して使用されている。

解答

1 ①神経，②筋（①，②は順不同），③発声，④共鳴（③，④は順不同），⑤運動

2 ⑥痙，⑦パーキンソン，⑧運動低下，⑨運動過多，⑩失調，⑪弛緩，⑫混合

2 運動障害性構音障害にかかわる解剖と生理 ── ①肺気量

1 肺気量について空欄を埋めなさい。

- 肺活量は（　①　）に（　②　）と（　③　）を加えたもので全肺気量から（　④　）を引いたものである。
- 最大に吸い込める空気量を（　⑤　）という。
- 安静呼吸で息を吐いた後に残っている空気量を（　⑥　）という。

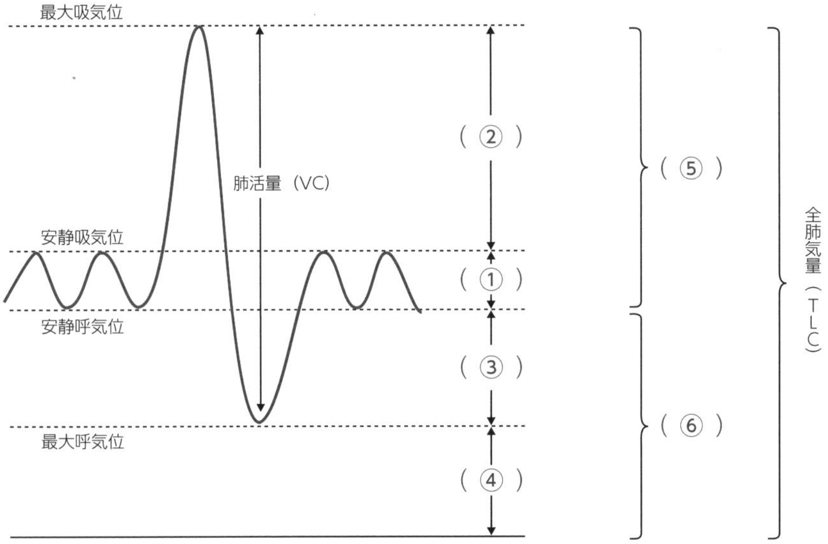

● **肺容積と容量**

2 換気障害の分類について空欄を埋めなさい。

- （　⑦　）性換気障害は，%肺活量が（　⑧　）%未満で，1秒率は（　⑨　）%以上である。
- （　⑩　）性換気障害は，気道（　⑪　）による通過障害を認める。

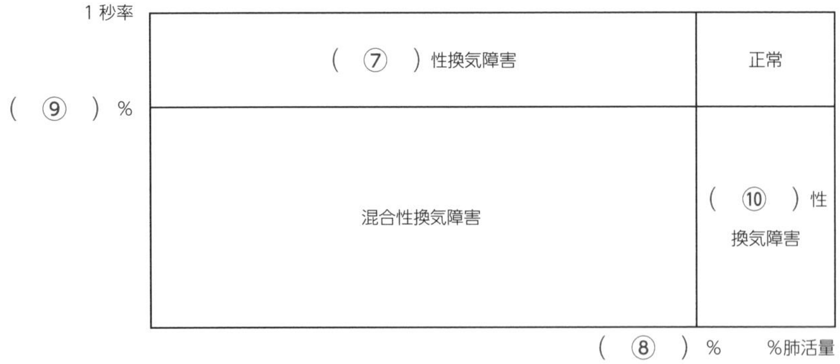

● **換気障害の分類**

MEMO

▶最大吸気から呼出した全量を努力肺活量と呼び，性別，年齢，身長から計算された肺活量を予測肺活量と呼ぶ。実測された努力肺活量が予測肺活量の何%に当たるかを表した値が%肺活量である。80%以上を正常とする。

HINT

▶拘束性換気障害は肺が膨らまない，閉塞性換気障害は気道が狭くなって空気の通りが悪くなっていると理解しよう。

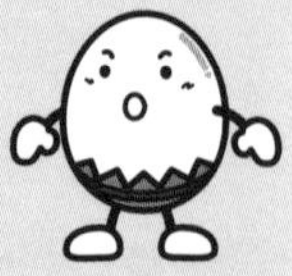

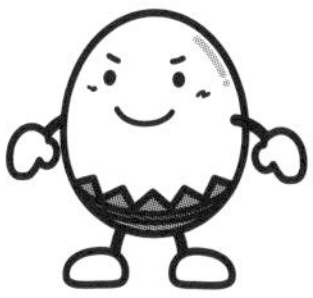

読み解くための Keyword

肺気量

肺中の空気の量。

(1) 肺気量は 4 つの異なる基本量 (volume) に分けられる[1]。

①1 回換気量 (tidal volume：V_T)：安静時 1 回の呼吸で肺に出入りする空気量で約 500 mL である。

②予備吸気量 (inspiratory reserve volume：IRV)：安静吸気の後，努力して吸い込める空気量。

③予備呼気量 (expiratory reserve volume：ERV)：安静呼気の後，努力して吐き出せる空気量。

④残気量 (residual volume：RV)：努力して吐いても肺に残る空気量。

(2) 基本量の 2 つ以上を組み合わせた肺容量 (capacity) は以下の 4 つである[1]。

⑤最大吸気量 (inspiratory capacity：IC)：①+②，吸い込める最大の空気の量。

⑥機能的残気量 (functional residual capacity：FRC)：③+④，安静呼吸で息を吐いた時に肺内に残っている空気量。

⑦肺活量 (vital capacity：VC)：①+②+③，意識的に出し入れできる空気の最大の量。結果は，性別，年齢，身長によって求められた予測肺活量に対する割合 (%肺活量) によって判定される。

⑧全肺気量 (total lung capacity：TLC)：⑦ (=①+②+③) +④。⑦肺活量に④残気量を加えた量。

換気障害の分類

%肺活量と 1 秒率の関係により換気状態を 4 つに分類する[1]。

①%肺活量 80%未満：拘束性換気障害。肺線維症，間質性肺炎，呼吸運動，呼吸筋力の異常など。

②1 秒率 70%未満：閉塞性換気障害。気道狭窄による通過障害。おもな疾患は慢性閉塞性肺疾患 (COPD)，気管支喘息。

③両者がともに低下している場合：混合性換気障害。

④正常：%肺活量が 80%以上，1 秒率が 70%以上。

1秒率

最大吸気位からできる限り速く呼出させた時の空気量 (努力肺活量) のうち，最初の 1 秒間に出た呼気量 (1 秒量) の割合[1]。

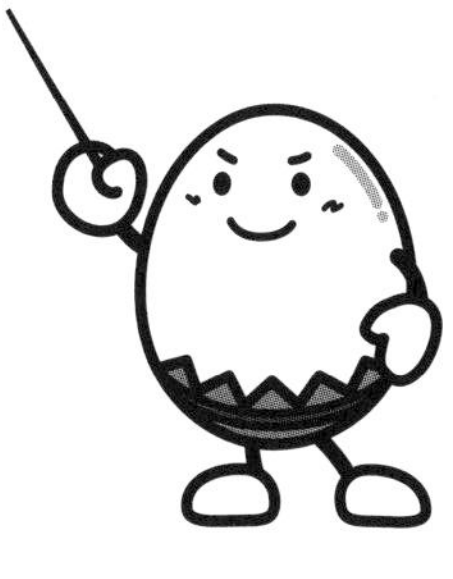

解答

1 ①1 回換気量，②予備吸気量，③予備呼気量，④残気量，⑤最大吸気量，⑥機能的残気量

2 ⑦拘束，⑧80，⑨70，⑩閉塞，⑪狭窄

1 胸郭・横隔膜・胸腔について空欄を埋めなさい。

- 肺は（　①　）と呼ばれる入れ物の中にある。（　①　）は，骨である（　②　），（　③　），（　④　）が組み合わさり，呼吸筋である（　⑤　）筋，（　⑥　）筋，（　⑦　）が付着して構成されている。

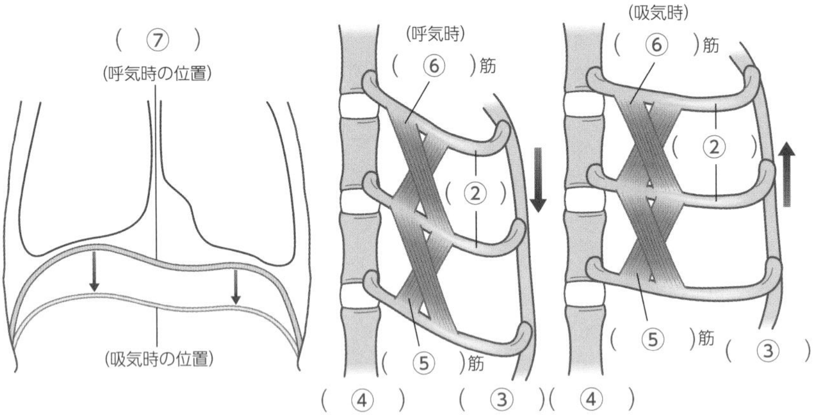

● **呼吸にかかわる呼吸筋のはたらき**

- 胸膜は肺と胸郭の内側を覆う膜で，肺の表面を直接覆う（　⑧　）（肺胸膜）と胸壁の内側（胸腔）を覆う（　⑨　）とに分けられる。

2 呼吸運動について空欄を埋めなさい。

- 安静時の呼気は，収縮した横隔膜や外肋間筋が緩むことで胸膜内の圧が元に戻り，空気が押し出される。この働きは（　⑩　）によってなされ，呼気筋の関与は少ない。

3 発話時の呼吸コントロールについて空欄を埋めなさい。

- 発声時の声門下圧は通常の発声では（　⑪　）～（　⑫　）cmH_2O程度である。この圧力を保ち，徐々に息を出しながら長く話すためには，（　⑬　）筋が活動し，（　⑩　）とのバランスをとっている。

HINT

▶吸気は，筋活動により行われる。横隔膜が収縮して下がり外肋間筋が収縮して肋骨を引き上げる。この働きで胸郭が広がると肺胞が広がり，空気が流入する。

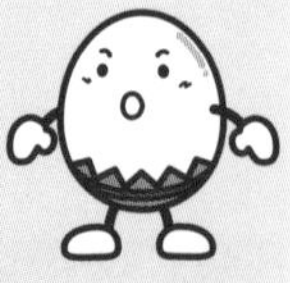

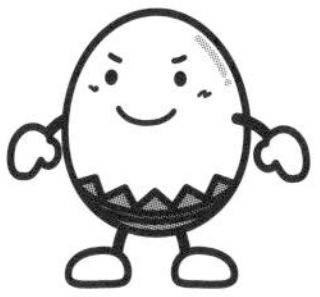

読み解くための Keyword

胸郭・横隔膜・胸腔

肺は胸郭と呼ばれる入れ物の中にある。胸郭は籠のように骨が組み合わさった部分〔肋骨，胸骨，椎骨（胸椎）〕と，骨についた呼吸筋（内肋間筋，外肋間筋，横隔膜）からできている。

横隔膜は胸腔と腹腔を分けるドーム状に張った横紋筋（随意筋）で，横隔神経の支配を受けている。横隔神経は，頸部神経叢（C3 ～ C5）に由来する。

胸郭と横隔膜の間の空間を胸腔と呼び，安静時でも大気の空気圧よりも常に低い状態（陰圧）で保たれている[1)]。

胸膜

肺と胸郭の内側を覆う膜のこと。肺の表面を直接覆う臓側胸膜（肺胸膜）と胸壁の内側（胸腔）を覆う壁側胸膜とに分けられる。

安静時吸気

筋活動による。横隔膜が収縮して下がり，外肋間筋が収縮して肋骨を引き上げる。この結果胸郭が広がり，胸郭に付着している壁側胸膜も一緒に広がる。胸腔内の圧はさらに陰圧になり臓側胸膜を引っ張る。この働きで肺胞が広がり，空気が流入する（陰圧式の呼吸）[1)]。

安静時呼気

収縮した横隔膜や外肋間筋が緩むことで胸膜内の圧が元に戻り，肺の弾性力のほうが強くなって，空気が押し出される。この働きは弾性復元力によってなされ，呼気筋の関与は少ない[2)]。

努力性吸気

安静時呼吸では使用されない吸気筋が働いて行う吸気で，斜角筋や胸鎖乳突筋など補助筋も使用される。

努力性呼気

安静時呼吸では使用されない呼気筋が働いて行う呼気。内肋間筋や腹直筋など腹部の筋肉も補助筋として使用される。

発話時の呼吸コントロール

発話をしている時の吸気は安静時よりも素早く行われ，呼気は圧を保ちながら持続することが必要になる。

発声時の声門下圧は，通常 5 ～ 10 cmH_2O 程度である。長く話すためにはこの圧力を保ち，徐々に息を出しながらコントロールしなければならない。そのため吸気筋が活動し，弾性復元力とのバランスをとっている[2)]。

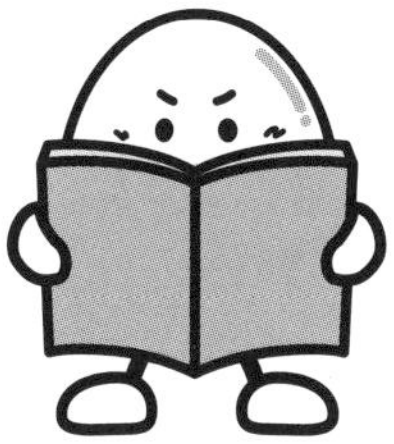

解答

1 ①胸郭，②肋骨，③胸骨，④椎骨（胸椎），⑤内肋間，⑥外肋間，⑦横隔膜，⑧臓側胸膜，⑨壁側胸膜

2 ⑩弾性復元力

3 ⑪5，⑫10，⑬吸気

2 運動障害性構音障害にかかわる解剖と生理――③喉頭と声帯

1 下の声帯内筋について名称と支配神経，その働きを記しなさい。

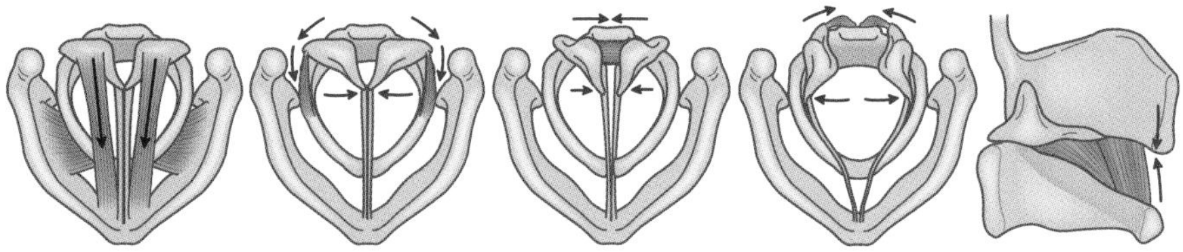

（ ① ）　（ ② ）　（ ③ ）　（ ④ ）　（ ⑤ ）

● **内喉頭筋の作用**

● **内喉頭筋の支配神経と働き**

筋	支配神経	働き
（ ① ）	（ ⑥ ）	（ ⑧ ）
（ ② ）	（ ⑥ ）	（ ⑨ ）
（ ③ ）	（ ⑥ ）	（ ⑨ ）
（ ④ ）	（ ⑥ ）	（ ⑩ ）
（ ⑤ ）	（ ⑦ ）	（ ⑪ ）

HINT

▶運動障害性構音障害で嗄声があらわれることは多い。音声障害の領域でいうところの，神経学的音声障害に分類される。

2 声帯の層構造を，5層と3層であらわす時の組織の名称を記しなさい。

● **声帯の層構造**

5層	3層
粘膜上皮	（ ⑮ ）
（ ⑫ ）	
（粘膜固有層）中間層	移行部〔（ ⑯ ）〕
（ ⑬ ）	
（ ⑭ ）	ボディ

HINT

▶声の障害は声帯と呼吸の問題を考え，総合的に判断する。

3 声帯振動について空欄を埋めなさい。

- 声帯を開く力は（ ⑰ ）の圧であり，開いた声帯を閉じる力は声帯の弾性復元力と（ ⑱ ）効果により生じた陰圧による。
- 声帯振動１周期のうち声門が閉じている時期を（ ⑲ ）期，開いている時期を（ ⑳ ）期と呼ぶ。（ ⑲ ）期は弱い声では短く，強い声では（ ㉑ ）する。

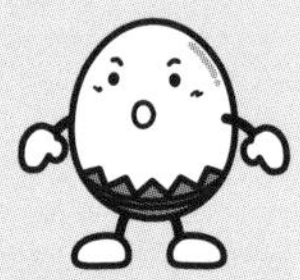

読み解くための Keyword

内喉頭筋

喉頭の軟骨群（甲状軟骨，輪状軟骨，披裂軟骨）をつなぐ筋肉群のことを指す。喉頭の関節運動に関与する。声門の開大・閉鎖および声帯の緊張度の調整を行う。

- 輪状甲状筋（前筋）：収縮により声帯が伸長して緊張が増し，声を高くする。上喉頭神経支配。
- 外側輪状披裂筋（側筋）：筋突起を前方に引いて声帯突起を内転させる。下喉頭神経（反回神経）支配。
- 披裂間筋（披裂筋）：横披裂筋・斜披裂筋からなる。両側の披裂軟骨を内方に引き寄せて声帯を正中に移動させる。下喉頭神経（反回神経）支配。
- 甲状披裂筋（内筋）：収縮により声帯を短縮させて厚みを増し，内方移動させる。下喉頭神経（反回神経）支配。
- 後輪状披裂筋（後筋）：唯一の声門開大筋。下喉頭神経（反回神経）支配。

外喉頭筋

喉頭を外部から支持する筋。喉頭の位置を変える。舌骨を介して引き上げる筋（舌骨上筋），引き下げる筋，咽頭筋から構成される。

声帯の層構造

声帯は声帯振動のために層構造をもっている。層は粘膜上皮，（粘膜固有層）浅層・中間層・深層，声帯筋からなる（図）。５層の部位をまとめて３層や２層で表現されることがある（表）。

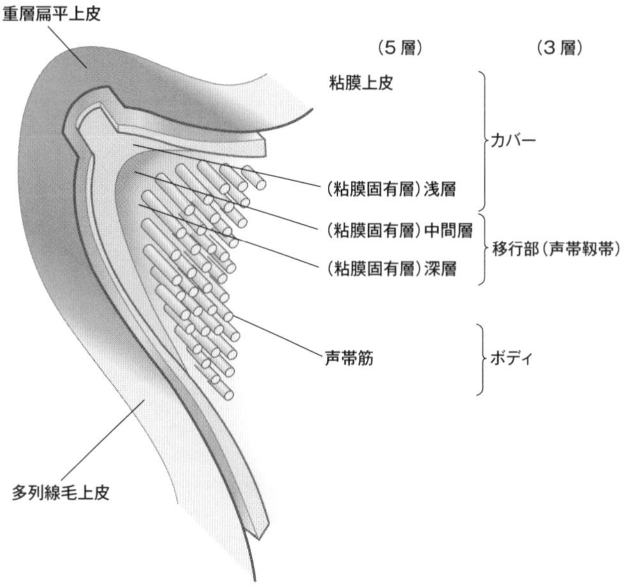

● **声帯の層構造**

〔平野　実：音声外科の基礎と臨床．耳鼻と臨床 21（補 1）：241，1975 より改変〕

● **声帯層構造の名称**

５層	２層	３層
粘膜上皮	カバー	カバー
（粘膜固有層）浅層		
（粘膜固有層）中間層		移行部（声帯靭帯）
（粘膜固有層）深層	ボディ	
声帯筋		ボディ

〔苅安　誠，他（編著），榊原健一，他（著）：言語聴覚療法シリーズ 14　改訂音声障害．建帛社，39-40，2012 より改変〕

声帯振動のメカニズム

声帯が振動するには，相反する方向の力が交互に働く必要がある。閉じた声帯を開ける力は声門下の圧で，開いた声帯を閉じる力は声帯の弾性復元力とベルヌーイ効果により生じた陰圧である。声帯振動１周期のうち声門が閉じている時期を閉鎖期，開いている時期を開放期と呼ぶ。弱い声は閉鎖期が短く，強い声は延長する[1)]。

解答

1 ①甲状披裂筋，②外側輪状披裂筋，③披裂間筋（披裂筋），④後輪状披裂筋，⑤輪状甲状筋，⑥下喉頭神経（反回神経），⑦上喉頭神経，⑧声帯を短縮させて厚みを増し内方移動させる，⑨声帯突起の内転（声門閉鎖），⑩声門開大，⑪声帯を薄くして緊張させる
2 ⑫（粘膜固有層）浅層，⑬（粘膜固有層）深層，⑭声帯筋，⑮カバー，⑯声帯靱帯
3 ⑰声門下，⑱ベルヌーイ，⑲閉鎖，⑳開放，㉑延長

2 運動障害性構音障害にかかわる解剖と生理――④顔面・顎・軟口蓋

1 下顎の開閉にかかわる筋について空欄を埋めなさい。

- 下顎を挙上し（　①　）口する（　②　）筋は，（　③　）筋，（　④　）筋，内側翼突筋で，（　⑤　）神経の第３枝である（　⑥　）神経によって支配される。
- 下顎を降下（開口）させるのは（　⑦　）筋〔（　⑤　）神経支配〕・オトガイ舌骨筋〔（　⑧　）神経支配〕・（　⑨　）筋〔前腹：（　⑤　）神経支配〕を含む舌骨（　⑩　）群および舌骨下筋群であり，外側翼突筋を含む。

2 口腔の構造について空欄を埋めなさい。

- 口腔の上壁は口蓋である。前方 2/3 が（　⑪　）口蓋で，後方 1/3 は（　⑫　）口蓋である。
- 口蓋垂の両側から（　⑬　）弓と（　⑭　）弓と呼ばれる２つのヒダが形成される。
- 舌の下面中央には（　⑮　）帯がある。

3 軟口蓋について空欄を埋めなさい。

- 口蓋帆とも呼ばれ，（　⑯　）咽頭と（　⑰　）咽頭の間の通路を開閉〔（　⑱　）を閉鎖〕する。口蓋帆（軟口蓋）が動くための主要な筋は（　⑲　）筋で，口蓋帆張筋は口蓋帆の緊張と（　⑳　）の開放に働く。（　⑲　）筋の神経支配は咽頭神経叢を作る（　㉑　）神経枝で，口蓋帆張筋の神経支配は（　⑤　）神経第３枝である。

4 口唇について空欄を埋めなさい。

- 口唇は口腔の開口端を囲む器官で，開口した部分を（　㉒　）という。
- 口唇を輪状に囲む筋は（　㉓　）筋で，口裂の閉鎖，口唇のすぼめ，（　㉔　）などを行う。さらに口唇に向かって集まった筋によって，口裂を開いたり，口唇を横に引くなどの運動が行われる。これらの筋はすべて（　㉕　）神経支配である。
- 口唇を含む顔面の表情筋には（　㉖　）がなく，深部反射はない。
- （　㉓　）筋を含む表情筋は皮筋であり（　㉗　）の介在がない。
- 口唇の一般体性感覚は（　⑤　）神経が担う。

MEMO

▶外側翼突筋は上方の小部分（上頭）と下方の大部分（下頭）に分かれており，機能も複雑で 1. 下顎頭を前下方に出す，2. 下顎頭を内側に引く，3. 関節円板を前に引くなど下顎骨の動きに自由性をもたらしている筋の１つ。

MEMO

▶身体の運動に関係する随意筋（横紋筋）のうち，骨格筋は関節を挟む骨と骨に腱でつながり，この関節を動かす。これに対して皮筋は骨や筋肉から起こり，もう一方の筋肉の端は皮膚とつながって関節を介さない。表情筋はこの皮筋に含まれる。

MEMO

▶表情筋の特徴的な性質は，顔面神経麻痺の際の治療と深く結びついている。

MEMO

▶（　⑤　）神経は口腔顔面において咽頭を除く大部分の一般体性感覚を担っている。

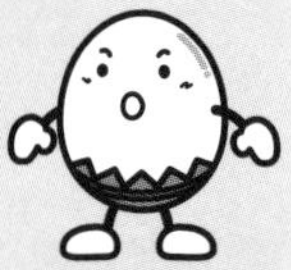

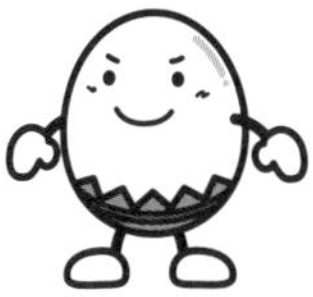

読み解くための Keyword

下顎

下顎を挙上し閉口する咀嚼筋は，咬筋，側頭筋，内側翼突筋である。下顎神経（三叉神経第 3 枝）により支配される。下顎を下げ開口させるのは，顎舌骨筋（三叉神経支配）・オトガイ舌骨筋（舌下神経支配）・顎二腹筋（前腹：三叉神経支配）を含む舌骨上筋群と胸骨甲状筋・甲状舌骨筋・肩甲舌骨筋・胸骨舌骨筋を含む舌骨下筋群（頸神経 1～3）であり[1, 2]，さらに外側翼突筋を含む。

口腔

口腔の上前方 2/3 が硬口蓋で，歯茎部があり，歯列をつくる。口蓋の後方 1/3 は軟口蓋で後方正中に口蓋垂がある。口蓋垂両側の前後 2 枚のヒダが口蓋舌弓（前口蓋弓）と口蓋咽頭弓（後口蓋弓）となり，その間には口蓋扁桃がある。舌の底部は口腔底と呼び，舌の下面中央には舌小帯がある[2]（下左図）。

軟口蓋

口蓋帆とも呼ぶ。口腔と鼻腔の間の壁で，上咽頭と中咽頭の間の通路を開閉する。軟口蓋を挙上する筋は口蓋帆挙筋である。収縮すると軟口蓋を後上方に引き上げて咽頭後壁に近づけ，鼻咽腔を閉鎖する。口蓋帆張筋は口蓋帆の緊張と耳管の開放（補助）に働く。口蓋帆挙筋の神経支配は迷走神経枝（咽頭神経叢を作る）で，口蓋帆張筋は三叉神経第 3 枝である[2]（下中央図）。

表情筋

顔面の筋である表情筋は，皮膚とつながっている皮筋であり，その運動は顔面神経支配である。筋紡錘はなく筋腱もないため深部反射がない。口唇を輪状に囲む口輪筋が口裂（開口部分）の閉鎖，口唇のすぼめや突き出しなどを行う。さらに顔面骨や筋膜から発した筋が口唇に向かって集まり，口裂を開いたり口唇を横に引くなどの運動を行う[3]（下右図）。

口腔顔面の一般体性感覚

咽頭以外の大部分は三叉神経が担う（咽頭の知覚は舌咽神経）。

- 第 1 枝：眼神経；頭皮，前額から鼻腔の上部までの一般体性感覚。
- 第 2 枝：上顎神経；鼻腔の下部から硬口蓋，軟口蓋，上顎，上歯までの一般体性感覚。
- 第 3 枝：下顎神経；頬粘膜，舌の前 2/3（舌神経），口腔底，下顎の一般体性感覚。

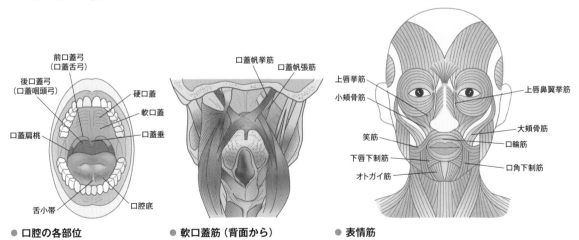

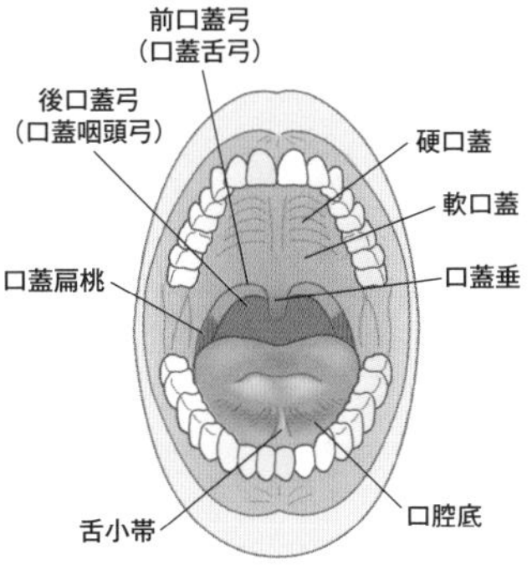

● 口腔の各部位

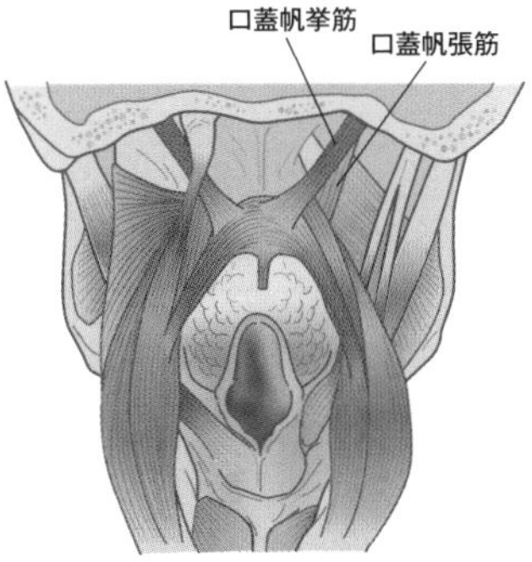

● 軟口蓋筋（背面から）

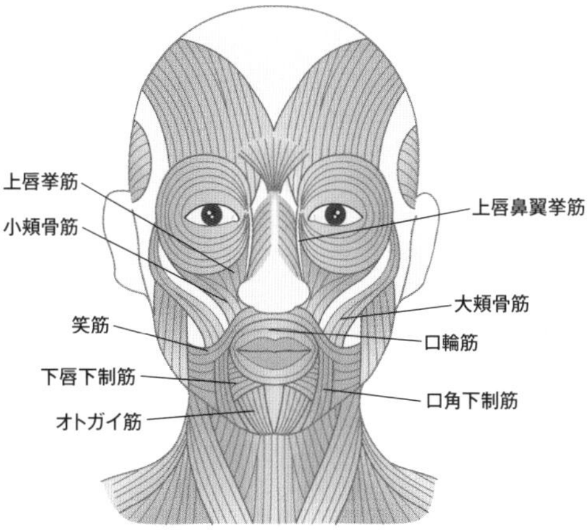

● 表情筋

解答

1 ①閉，②咀嚼，③咬，④側頭（③，④は順不同），⑤三叉，⑥下顎，⑦顎舌骨，⑧舌下，⑨顎二腹，⑩上筋

2 ⑪硬，⑫軟，⑬口蓋舌，⑭口蓋咽頭（⑬，⑭は順不同），⑮舌小

3 ⑯上，⑰中（⑯，⑰は順不同），⑱鼻咽腔，⑲口蓋帆挙，⑳耳管，㉑迷走

4 ㉒口裂，㉓口輪，㉔突き出し，㉕顔面，㉖筋紡錘，㉗筋腱

2 運動障害性構音障害にかかわる解剖と生理 —— ⑤舌

1 外舌筋・内舌筋について空欄を埋めなさい。

- 外舌筋は舌の（　①　）を変える筋である。

● 外舌筋と働き

筋の名称	支配神経	働き
（　②　）	（　⑥　）	（　⑧　）
（　③　）	（　⑥　）	（　⑨　）
（　④　）	（　⑥　）	（　⑩　）
（　⑤　）	（　⑦　）	（　⑪　）

- 内舌筋は舌の（　⑫　）を変える筋である。

● 内舌筋と働き

筋の名称	支配神経	働き
（　⑬　）	（　⑥　）	（　⑰　）
（　⑭　）	（　⑥　）	（　⑱　）
（　⑮　）	（　⑥　）	（　⑲　）
（　⑯　）	（　⑥　）	（　⑳　）

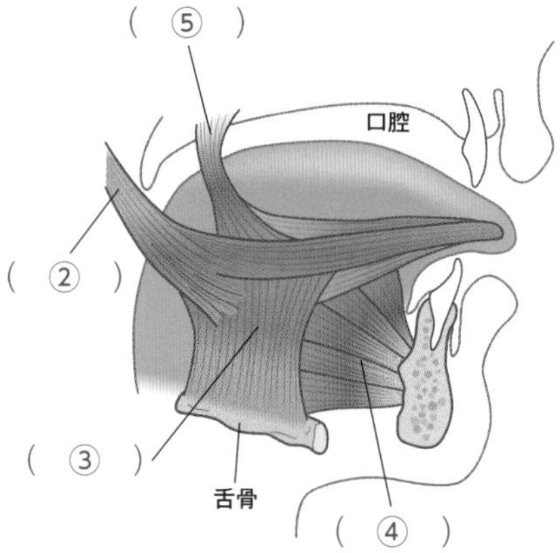

● 外舌筋

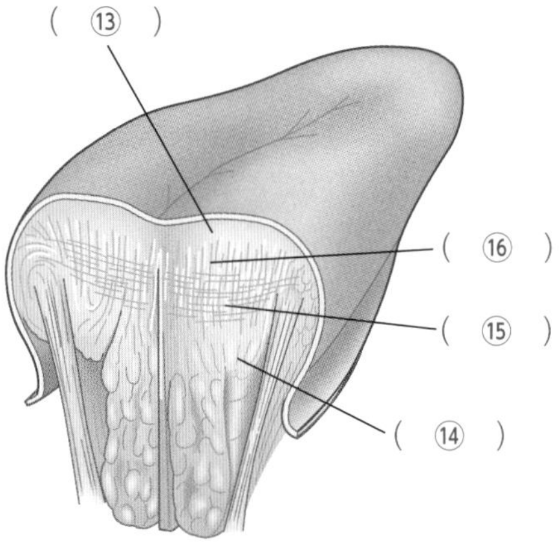

● 内舌筋

2 舌の感覚について空欄を埋めなさい。

- 舌の前方 2/3 の一般体性感覚は（　㉑　）神経である。
- 舌の前方 2/3 の味覚は（　㉒　）神経である。
- 舌の後方 1/3 の一般体性感覚と味覚は（　㉓　）神経である。

MEMO

▶外舌筋・内舌筋の名称と支配神経，そして働きについて大きく理解したら，起始と停止を覚えよう。筋の収縮する方向を理解することは，訓練を行う上でも重要になる。

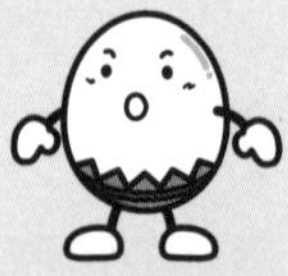

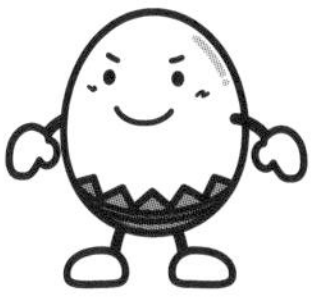

読み解くためのKeyword

舌の筋肉

舌の筋肉は随意筋の横紋筋で構成される。極めて重要な構音器官である。

外舌筋

外舌筋は下顎骨・舌骨・側頭骨と，舌とを結ぶ筋群である。左右対称で，収縮すると前後・左右・上下への舌の位置を変える（動かす）[1]。

- 茎突舌筋：側頭骨の茎状突起から出て，舌の側縁に沿って前に進み舌尖で停止する。収縮すると舌を後退させる。また舌背を高くし，奥舌の挙上を補佐する[1]。
- 舌骨舌筋：舌骨を起始として，前上方に進んで舌内に入り，舌背に停止する。収縮すると舌縁を下げ，舌は下制する[1]。
- オトガイ舌筋：オトガイ棘部を起始として，舌骨と舌背に停止する。作用の 1 つに左右の筋が押し合いながら舌体を前に出す働きがある。一方の筋に麻痺がある時，舌を出すと舌が麻痺側に偏位（下左図）するのは，麻痺側が反対側から押されるためである[2]。舌の前上方への動きは前舌母音/i/の構音にかかわる。
- 口蓋舌筋：軟口蓋に起始し，舌の外側に停止する。口蓋舌弓の一部であり，軟口蓋筋でもある。舌が固定されていれば軟口蓋を舌のほうに引き下げ，軟口蓋が固定されていれば奥舌を挙上する[2]。

内舌筋

内舌筋は，舌の 1 つの部分からさまざまな方向や面に走り，骨には直接付着しない。舌の形を変え微妙な動きにかかわる[2]。

- 上縦舌筋：喉頭蓋付近の咽頭部を起始とし，左右の舌縁，舌尖に停止する。舌尖と舌縁を挙上，舌背をくぼませる。
- 下縦舌筋：舌骨や舌の内部を起始とし，舌尖に停止する。舌背を凸状にし，舌尖を下げる。
- 横舌筋：舌中隔から起こり，舌縁に停止する。横幅（左右）を縮め，舌を棒状にする。
- 垂直舌筋：舌尖付近の舌縁を起始とし舌の下面に停止する。収縮すると舌尖を平らに広げる。

神経支配

- 運動神経：口蓋舌筋が咽頭神経叢である以外は，すべて舌下神経に支配される[3]。
- 感覚神経（下右図）：①一般体性感覚；前方 2/3 は三叉神経第 3 枝から分枝する舌神経（温痛覚・触覚），後方 1/3 は舌咽神経[4]。②味覚；前方 2/3 は顔面神経から分枝する鼓索神経，後方 1/3 は舌咽神経[4]。

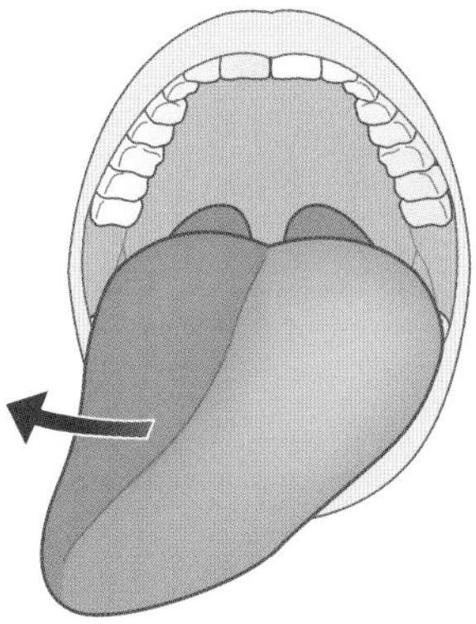

● **片側の舌下神経麻痺**

舌を出すと麻痺側に偏る。

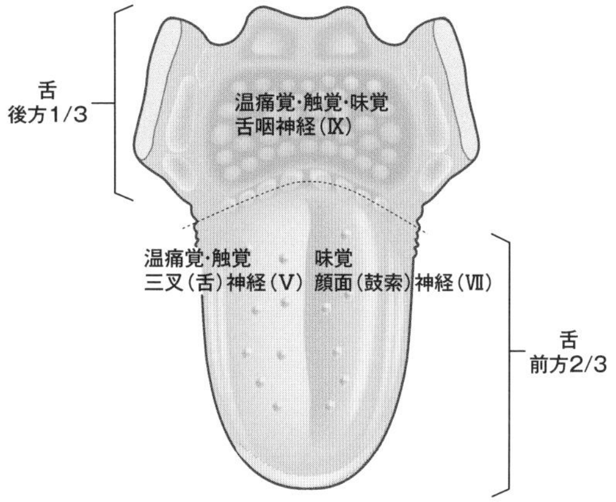

● **舌の感覚神経**

Ⅴ：第 5 神経，Ⅶ：第 7 神経，Ⅸ：第 9 神経。

解答

1 ①位置，②茎突舌筋，③舌骨舌筋，④オトガイ舌筋，⑤口蓋舌筋，⑥舌下神経，⑦咽頭神経叢，⑧舌を後退させる，⑨舌を下制させる，⑩舌を突出させる，⑪奥舌挙上・口蓋の下制，⑫形，⑬上縦舌筋，⑭下縦舌筋，⑮横舌筋，⑯垂直舌筋，⑰舌尖を挙上させる，⑱舌尖を下げる，⑲舌の横幅を縮める，⑳舌尖を平らに広げる

2 ㉑三叉（舌），㉒顔面（鼓索），㉓舌咽

2 運動障害性構音障害にかかわる解剖と生理——⑥神経

1 随意運動の実行と調整について空欄を埋めなさい。

- 随意運動は，大脳皮質（一次運動野）からの指令が（　①　）運動ニューロン→（　②　）運動ニューロン→（　③　）接合部→筋へと伝わることによって起きる。この過程が障害されると（　④　）が出現する。
- 大脳皮質から出る随意運動は大脳（　⑤　）や，小脳からの（　⑥　）を受けている。

2 発声発語にかかわる下位運動ニューロン（脳神経）について空欄を埋めなさい。

- 発声発語にかかわる下位運動ニューロンは，顎運動などを支配する（　⑦　）神経，表情筋その他を支配する（　⑧　）神経，舌咽神経，迷走神経，舌の運動を司る（　⑨　）神経である。

3 伸張反射（深部反射）について空欄を埋めなさい。

- 筋肉の中にある（　⑩　）は，筋肉が伸びたことを感知する受容器である。
- 筋が伸びたという信号（情報）が感覚線維である（　⑪　）群求心性線維を通して（　⑫　）根から脊髄に入る。信号（情報）は脊髄内でシナプスを介して運動ニューロン〔（　⑬　）〕に伝達され，筋が収縮する。
- 求心性神経〔（　⑪　）群求心性線維〕から運動ニューロン〔（　⑬　）〕をつなぐシナプスは１つであり，（　⑭　）シナプス反射である。
- 伸張反射は上位運動ニューロンによって（　⑮　）を受けているため，錐体路が障害されると（　⑮　）が解除されることになり反射は亢進する。
- 弛緩性構音障害でみられるように，反射の経路である（　⑯　）内が障害されると反射は減弱する。
- 顔面の（　⑰　）筋には筋紡錘がないため，上位運動ニューロン障害でも伸張反射はあらわれない。
- 筋紡錘は（　⑱　）や咀嚼筋には存在し，上位運動ニューロン障害で伸張反射が亢進する。

MEMO

▶一次運動野から脊髄の二次ニューロンに至るまでの経路を錐体路（皮質脊髄路）と呼ぶ。発声発語器官への運動指令は，呼吸以外はすべて脳幹の運動核で終わる。皮質から神経核までの経路を皮質核路（皮質延髄路）と呼ぶ。

MEMO

▶上位運動ニューロンの両側支配とは，一次運動野から出て，運動核の手前で交叉する神経線維と，同側を下行する線維の両方から信号（情報）を受け取っているということであり，両側の障害がなければ運動麻痺に陥ることはない。

MEMO

▶急激に筋を引っ張ると，伸張反射が出現する。膝蓋腱反射は「腱」反射という名前がついているが，大腿四頭筋の伸張反射である。この反射は重力の中で身体を保つために重要で，筋紡錘は抗重力筋に豊富に分布する。意外なことだが舌は立派な抗重力筋で筋紡錘をもつ。

▶錐体路のみの障害では痙性構音障害が起きないことがわかっており，錐体外路のかかわりが考えられている。

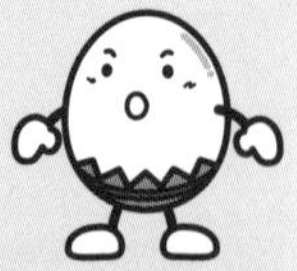

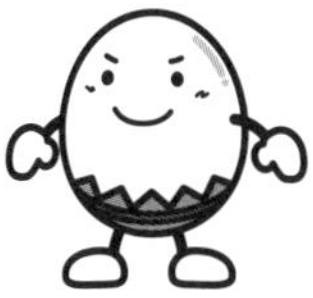

読み解くための Keyword

随意運動の実行と調整

大脳皮質（一次運動野）からの指令（図）は，①上位運動ニューロン→②下位運動ニューロン→③神経筋接合部→④筋へと伝達される。この過程のどこに障害が起きても運動麻痺が出現する[1]。

上位運動ニューロンと下位運動ニューロン

運動指令を伝える中枢神経を上位運動ニューロン（upper motor neuron：UMN）という（図-①）。大脳皮質から脊髄の前角細胞までの経路を皮質脊髄路，大脳皮質から脳幹の脳神経核までの経路を皮質核路（皮質延髄路）と呼ぶ。発語にかかわる運動指令は皮質核路を通る。UMN から運動指令を受け，顔面・舌・身体の筋を直接動かす信号を運ぶ末梢神経は，下位運動ニューロン（lower motor neuron：LMN）と呼ばれる[1]（図-②）。

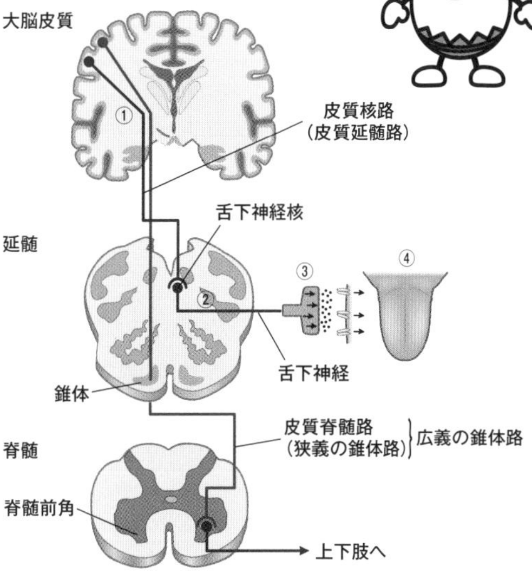

● 随意運動の伝達

● 発声発語にかかわる下位運動ニューロン（脳神経）

脳神経	運動	感覚
三叉神経（V：第 5 神経）	咀嚼筋 〔下顎神経（第 3 枝）が支配する〕	・顔面の感覚 ・舌の前方 2/3 の温痛覚・触覚　など
顔面神経（Ⅶ：第 7 神経）	顔面表情筋	・外耳道・鼓膜などの温痛覚 ・舌の前方 2/3 の味覚　など
舌咽神経（Ⅸ：第 9 神経）	茎突咽頭筋	・舌の後方 1/3 の温痛覚・触覚・味覚 ・咽頭の感覚　など
迷走神経（Ⅹ：第 10 神経）	咽頭筋，口蓋筋群，喉頭筋	・喉頭の感覚　など
副神経（Ⅺ：第 11 神経）	延髄根の働きは迷走神経と同様	―
舌下神経	舌筋	―

〔杉浦和朗：カラー版イラストによる 中枢神経系の理解．第 3 版，医歯薬出版，110-111，121，1998 より作成〕

錐体外路

運動を指令する伝導路で，錐体路以外のすべて。大脳基底核など。さまざまな中枢と連絡を取りながら，筋の緊張や筋群の協調運動を無意識的に行っている。随意運動をコントロールし，微妙かつ精密な動きにする[2]。

伸張反射

筋肉の中には筋紡錘がある（図）。①外力が筋肉を引き伸ばす→②筋紡錘も伸びる→③伸びたという信号（情報）がⅠa群求心性線維を通して後根神経節から脊髄に入る→④運動ニューロン（α運動ニューロン）に伝達される→⑤運動ニューロンは筋肉を収縮させる[3]。この反射は通常，上位運動ニューロンによって抑制を受けているため，錐体路や錐体外路が障害されると抑制が解除されて反射亢進をみる。弛緩性構音障害のように伸張反射の経路である反射弓内が障害されると伸張反射は減弱する。舌や咀嚼筋には筋紡錘が存在し，脳幹の核を経由して伸張反射と同様の反射が起こる。表情筋には筋紡錘は存在しない。

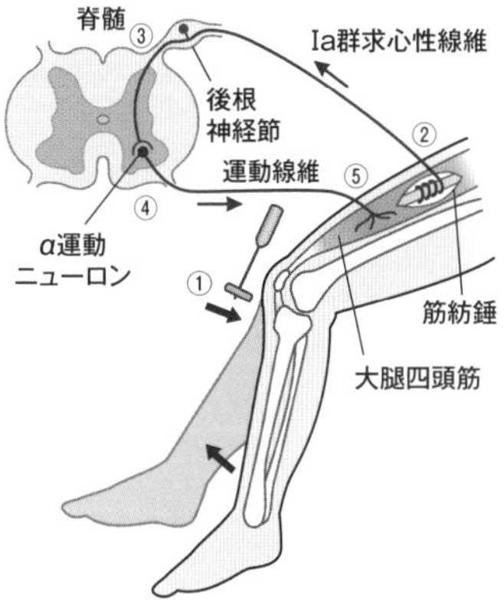

● 伸張反射の経路（反射弓）

解答

1 ①上位，②下位，③神経筋，④運動麻痺，⑤基底核，⑥コントロール
2 ⑦三叉，⑧顔面，⑨舌下
3 ⑩筋紡錘，⑪Ⅰa，⑫後，⑬α運動ニューロン，⑭単，⑮抑制，⑯反射弓，⑰表情，⑱舌

3 運動障害性構音障害の症状――①痙性構音障害

1 痙性構音障害の原因疾患について空欄を埋めなさい。

- （　①　）の（　②　）側性損傷〔錐体路あるいは皮質（　③　）路の障害〕の結果生じる。
- （　①　）の（　②　）側性損傷のうち，咀嚼・嚥下・発声・構音にかかわる脳神経の（　①　）が損傷されると（　④　）麻痺に類似した症状が出ることから（　⑤　）性（　④　）麻痺と呼ばれる。
- 原因疾患は（　⑥　），脳炎，脳腫瘍，頭部外傷などである。

2 痙性麻痺の病態について空欄を埋めなさい。

- 筋緊張の（　⑦　），異常な（　⑧　）パターンが出現する。
- 反射は（　⑨　）反射の減弱または消失，（　⑩　）反射は亢進，（　⑪　）反射が出現する。
- 筋（　⑫　）は伴わない。

3 偽性球麻痺の発話特徴について空欄を埋めなさい。

- 発話の短い（　⑬　）がみられる。
- 構音の誤りは（　⑭　）が多い。
- 発話速度は（　⑮　）する。
- 共鳴異常としては（　⑯　）が観察される。
- （　⑰　）性嗄声と努力性嗄声，（　⑱　）性嗄声が認められることがある。

MEMO

▶両側支配の「支配」とは，左右どちらからも情報をもらっていると理解しよう。

MEMO

▶（　⑧　）パターンとは，特定の筋群の組み合わせによる決まりきった運動パターンのこと。

MEMO

▶音節レベルでは比較的明瞭な発話であっても，単語・文章と発話が長く複雑になるにつれ明瞭度が下がる例も多い。異常なパターンの増悪や筋緊張の亢進を伴う。

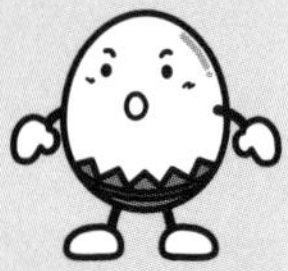

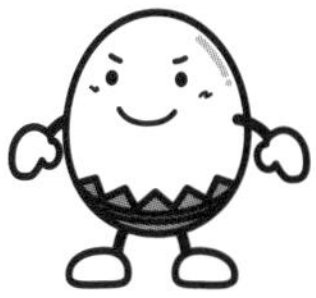

読み解くための Keyword

痙性構音障害

上位運動ニューロンの両側性損傷（錐体路あるいは皮質核路の障害）の結果生じる。発声発語にかかわる脳神経は，顔面神経下部核と舌下神経以外は両側の上位運動ニューロンからの支配を受ける[1)]。

下顎の運動を司る三叉神経運動核，表情筋の運動を司る顔面神経上部核，咽頭・喉頭運動を司る舌咽神経・迷走神経核（疑核）は両側の支配を受けるため，上位運動ニューロンの両側性損傷の場合（図-B，B'）は，摂食嚥下障害，構音障害，音声障害が出現する。球麻痺（延髄の核・核下障害，図-C）に類似した症状であることから偽（仮）性球麻痺と呼ばれる[1)]。

原因疾患は脳血管障害，脳炎，脳腫瘍，頭部外傷など。一側の損傷の場合（図-A）は重い障害にはなりにくい。顔面下部と舌は片側支配であるため麻痺が出現する。

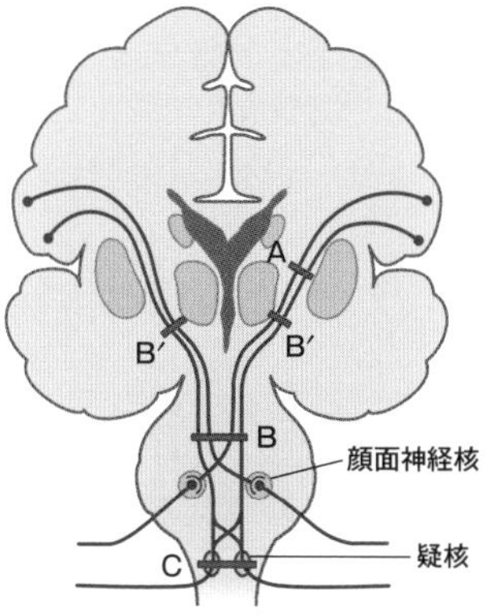

● 前頭葉運動領

〔馬場元毅：絵でみる脳と神経―しくみと障害のメカニズム．第4版，医学書院，86，2017より改変〕

病態のポイント

筋緊張の亢進（痙性），異常な共同運動パターンの出現，構音運動範囲の制限，力の減弱，運動速度の低下など。筋萎縮を伴わないさまざまな機能低下を認める[1, 2)]。反射は表在反射の減弱または消失，深部反射は亢進，病的反射が出現する。認知機能や高次脳機能障害などに伴うコミュニケーション障害にも留意する[1)]。

感覚障害

視床に病変があるケースや感覚の経路が運動の経路とともに障害されるケースなどは両側性に障害が生じている可能性があることに留意する。触覚・深部感覚に障害があれば，運動のフィードバックに問題が生じやすい。運動のフィードバックに問題が生じると，自分の構音器官（舌）の位置や範囲，速度がわかりにくくなり，しかるべき位置にもっていくことや自分がどんな運動をしているのかわからなくなることがある。

偽性球麻痺の発話特徴

発話の短い途切れ，構音の歪み（子音の不正確さ，母音の歪み），発話速度の低下，鼻咽腔閉鎖不全（開鼻声），プロソディは障害されるケースが多い。全体的にみて話し言葉の障害は中等度以上の例が多い。粗糙性嗄声と努力性嗄声，気息性嗄声を認める[1, 2)]。

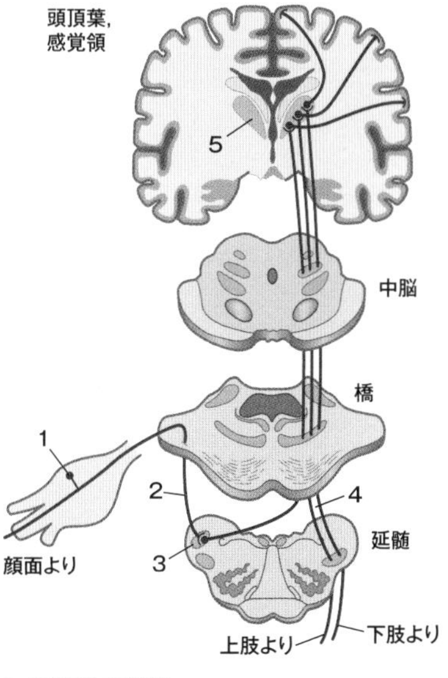

● 温痛覚の経路

1：三叉神経節，2：三叉神経脊髄路，3：三叉神経脊髄路核，4：脊髄視床路，5：視床

〔杉浦和朗：イラストによる中枢神経系の理解．第3版，医歯薬出版，124，1998を参考に作成〕

解答

1 ①上位運動ニューロン，②両，③核（延髄），④球，⑤偽（仮），⑥脳血管障害
2 ⑦亢進，⑧共同運動，⑨表在，⑩深部，⑪病的，⑫萎縮
3 ⑬途切れ，⑭歪み，⑮低下，⑯開鼻声，⑰粗糙，⑱気息（⑰，⑱は順不同）

1 一側性上位運動ニューロン性構音障害について空欄を埋めなさい。

- 上位運動ニューロンの（　①　）性損傷〔皮質（　②　）路の障害〕は英語表記の頭文字をとって（　③　）とも表現される。
- 口唇〔顔面（　④　）部〕と（　⑤　）を支配する脳神経は上位運動ニューロンの（　①　）性支配（顔面神経下部と舌下神経）であるため障害側と（　⑥　）側で（　⑦　）が出現し，多くは中等度から軽度に推移する。筋の（　⑧　）性の低下を背景にもつ，協調性の低下を主たる特徴とするケースが多い。
- 呼吸・発声・鼻咽腔閉鎖機能は概ね（　⑨　）に保たれる。
- 口唇は麻痺側で運動範囲の制限を認め，口輪筋反射は（　⑩　）性である。

2 一側性上位運動ニューロン性構音障害の発話特徴について空欄を埋めなさい。

- （　⑪　）量の低下，嗄声，発話（　⑫　）の低下または不規則な変動，構音の（　⑬　），発話の短い途切れ，声の高さ・大きさの（　⑭　）性。

MEMO

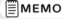

▶麻痺が軽度の例でも，病前の極端な早口，注意障害や認知の問題，発話に対する無関心など高次脳機能に問題をもつ例では，神経学的な運動障害以上に明瞭度の低下に結びつく場合がある。

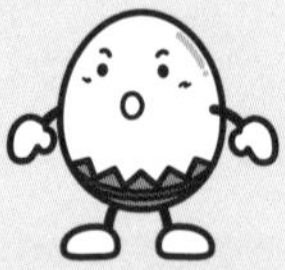

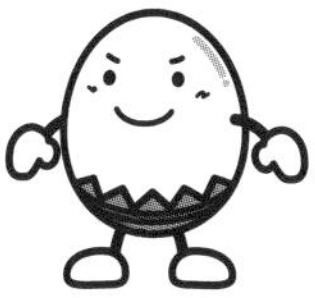

読み解くための Keyword

一側性上位運動ニューロン性構音障害（unilateral upper motor neuron：UUMN）の概要

上位運動ニューロンの一側性損傷（錐体路あるいは皮質核路の障害）による構音障害。分類については，痙性麻痺に含める立場と，独立して分類する立場がある[1, 2]。顔面神経下部と舌下神経の上位運動ニューロンは，同側を下降する線維をもたない（図）。

このため一側の脳損傷でも，脳の損傷部位の対側に運動麻痺が出現する。口唇は麻痺側で運動範囲の制限を認める。口輪筋反射は陽性[3]で，舌は突出時に麻痺側に偏位するが運動範囲に著しい低下はみられないことが多い[3]。呼吸・発声・鼻咽腔閉鎖機能は概ね良好に保たれるが，障害が出現する場合もある[3]。

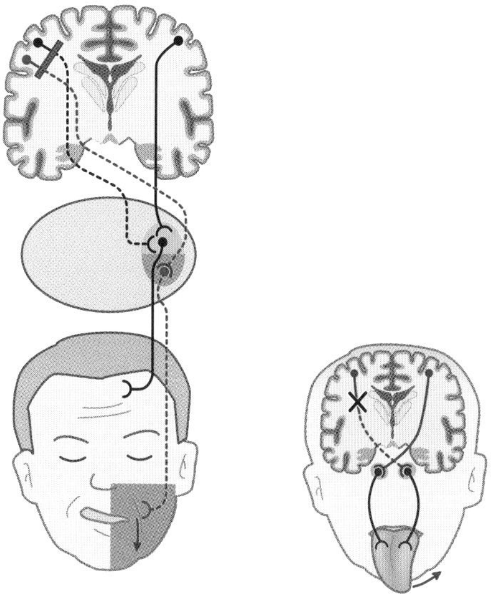

● 上位運動ニューロンの一側性損傷による顔面下部と舌の麻痺

病態のポイント

基本的には痙性の特徴をもつ[2]。筋の随意性の低下を背景にもち協調性の低下をおもな特徴とするケースが多い。

発話特徴

声量の低下，嗄声，発話速度の低下または不規則な変動，構音の歪み，発話の短い途切れ，声の高さ・大きさの単調性，また開鼻声などの報告例もある[3]。

咽頭・喉頭の両側支配

UUMNの報告に関しては，開鼻声を認めた例や声質の異常を認めた報告がある[3]。咽頭や喉頭は従来，両側支配とされているが，個体差の存在を念頭におきつつ，注意深い画像診断とともに咽頭・喉頭の両側大脳との連絡に関する知見が深まることに期待したい。

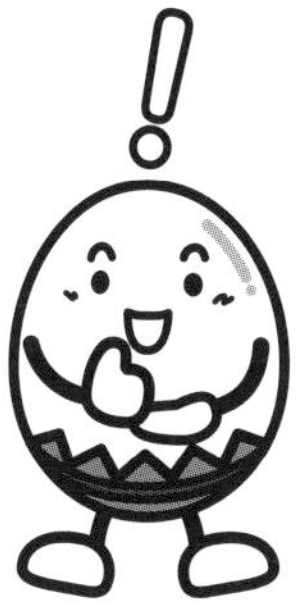

解答

1 ①一側，②核(延髄)，③UUMN，④下，⑤舌，⑥対，⑦運動麻痺，⑧随意，⑨良好，⑩陽

2 ⑪声，⑫速度，⑬歪み，⑭単調

1 弛緩性構音障害の原因疾患について空欄を埋めなさい。

- （　①　）ニューロンと，（　①　）ニューロンが支配する筋線維までの範囲を（　②　）と呼ぶ。
- （　②　）には神経細胞体・（　③　）（神経線維）・神経筋接合部・筋が含まれ，どこが障害されても発声・発語の障害があらわれる。
- 原因疾患には，脳血管障害，急性免疫性ポリニューロパチーである（　④　），全身性の小血管炎を主病変とし神経症状が前面に出現した神経（　⑤　）病，神経・筋接合部疾患である（　⑥　），膠原病の一種で筋の炎症により筋力が低下する多発性筋炎などがある。
- 延髄の舌咽神経，迷走神経，舌下神経の運動神経核障害によって起こる麻痺により構音障害・嚥下障害を呈する病態を（　⑦　）と呼ぶ。

2 弛緩性構音障害の発話特徴について空欄を埋めなさい。

- 気息性嗄声や発話の短い途切れは，迷走神経の枝である（　⑧　）麻痺による声門閉鎖不全によって生じるものが多い。
- 途切れの問題は（　⑨　）神経，胸神経からの呼吸機能の異常が原因になっている場合もある。
- 開鼻声は，（　⑩　）（迷走神経，舌咽神経）支配の軟口蓋の運動麻痺による鼻咽腔閉鎖不全によるものが多い。
- 構音の歪みは，おもに舌を動かす（　⑪　）神経麻痺と口唇を動かす（　⑫　）神経麻痺の影響によることが多く，開鼻声への影響もある。
- （　①　）ニューロンが障害されると支配を受けている筋は（　⑬　）し，（　⑭　）性攣縮を認める。
- 表在反射・深部反射は（　⑮　）または（　⑯　），（　⑰　）反射は出現しない。

HINT

▶ベーチェット病（Behçet's disease）は口腔粘膜のアフタ性潰瘍，外陰部潰瘍，皮膚症状，眼症状の 4 つの症状を主症状とする慢性再発性の全身性炎症性疾患。神経症状が前面に出る病型を神経ベーチェット病といい，脳幹部が好発部位となる。

MEMO

▶多数の神経線維が同時に障害されるものを多発ニューロパチー（polyneuropathy：ポリニューロパチー）と呼ぶ。

HINT

▶大きな吸気筋である横隔膜は運動・感覚ともに，おもに C4 から起こり C3 と C5 の補助枝からなる横隔神経（頸神経の枝）の支配を受けている。

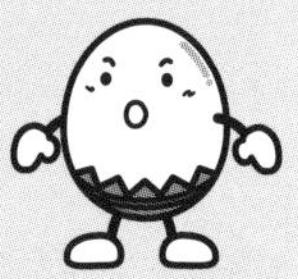

読み解くための Keyword

弛緩性構音障害の概要

下位運動ニューロンと，それに支配される筋線維までの範囲を神経運動単位（neuro motor unit：NMU）と呼ぶ。神経細胞体・軸索（神経線維）・神経筋接合部・筋が含まれ，どこが障害されても発声・発語の障害があらわれる[1)]。原因疾患には脳血管障害，ギラン・バレー症候群（急性免疫性ポリニューロパチー），神経ベーチェット病（延髄疾患で全身性の小血管炎を主病変とする），重症筋無力症（神経・筋接合部疾患），多発性筋炎（筋の炎症性疾患）などがある[2)]。病変部位が延髄で，嚥下・構音障害があらわれた場合を球麻痺と呼ぶ[1)]。

病態のポイント

筋緊張は低下する。障害部位の筋萎縮，線維束性攣縮を認める。表在反射・深部反射は減弱または消失，病的反射は出現しない[1)]。三叉神経の障害があれば顔面および舌の前方 2/3 の感覚障害があらわれ，舌咽神経の障害では舌の後方 1/3 の感覚および咽頭・喉頭の感覚障害があらわれる。

発話特徴

発声発語器官を支配する下位運動ニューロン（脳神経・脊髄神経）の中でどの神経が損傷されたかによって，発話特徴が異なる[1, 2)]（表）。

● 弛緩性構音障害の発話特徴

- ●気息性嗄声・発話の短い途切れ
  迷走神経の枝である下喉頭神経麻痺によって生じるものが多く，一側性であっても声門閉鎖不全を来し，声の障害が出現する。途切れの問題は頸神経，胸神経に由来する呼吸機能の異常が原因になっている場合もある
- ●声の大きさの単調性
  呼吸機能や声門閉鎖機能の異常が原因となっている場合がある
- ●声の高さの単調性
  迷走神経の枝である上喉頭神経障害（輪状甲状筋麻痺）により，声帯の伸縮に問題が生じている場合がある
- ●開鼻声（図）
  咽頭神経叢支配の軟口蓋の運動麻痺による。一側に末梢性の障害が生じると麻痺側の軟口蓋は挙上せず，口蓋垂の健側への偏位がみられる。同時に咽頭後壁が健側に偏位するカーテン徴候がみられる

構音の歪み

おもに舌下神経麻痺と顔面神経麻痺の影響による。鼻咽腔閉鎖不全の影響によって構音の歪みが出現している場合もある。特に両側麻痺では著しい開鼻声をまねくので注意する。複数の神経障害から複数の症状が出現することも少なくない。三叉神経障害によって起きる下顎運動の障害は，一側性の場合，健側の代償によって問題が出にくいものの，両側性の場合は構音に影響を与えて重篤な障害となりやすい[1)]。舌，軟口蓋，顔面の運動障害も同様である。

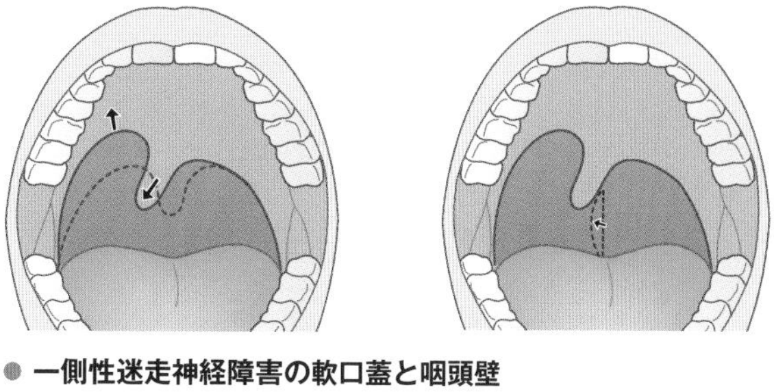

● 一側性迷走神経障害の軟口蓋と咽頭壁
〔馬場元毅：絵でみる脳と神経―しくみと障害のメカニズム．第 3 版，医学書院，186，2009 より改変〕

解答

1 ①下位運動，②神経運動単位（neuro motor unit：NMU）（運動単位，のみでも可），③軸索，④ギラン・バレー症候群，⑤ベーチェット，⑥重症筋無力症，⑦球麻痺

2 ⑧下喉頭神経，⑨頸，⑩咽頭神経叢，⑪舌下，⑫顔面，⑬萎縮，⑭線維束，⑮減弱，⑯消失（⑮，⑯は順不同），⑰病的

3 運動障害性構音障害の症状——④運動低下性構音障害

1 運動低下性構音障害の疾患と病態について空欄を埋めなさい。

- 運動低下性構音障害の代表的な原因疾患は，中脳（　①　）のドパミン神経細胞の（　②　）を主体とする進行性（　②　）疾患であるパーキンソン病と，脳血管疾患などによる（　③　）がある。

2 パーキンソン病の四大症候と特徴的な動作パターンについて空欄を埋めなさい。

- パーキンソン病は（　④　）振戦・（　⑤　）〔（　⑥　）様，鉛管様の筋緊張亢進〕・（　⑦　）が 三大症候と呼ばれており，進行すると（　⑧　）が加わって四大症候となる。
- 特徴的な動作パターンとして，（　⑨　）足，（　⑩　）歩行，（　⑪　）現象，矛盾運動などがある。

3 運動低下性構音障害の発話特徴について空欄を埋めなさい。

- 発症初期の頃から声量（　⑫　）と（　⑬　）性嗄声を認める。
- 連続的発話時には発語器官の運動（　⑭　）が次第に狭まり，目標とする構音点にまで達せず，構音の状態は全体的に（　⑮　）となる。
- 構音の歪み，声量の低下，発話速度の異常ともいえる（　⑯　）現象，声の高さ・大きさの（　⑰　），発話の短い途切れ，（　⑱　）様症状（音の繰り返し），不適当な沈黙，（　⑲　）困難などが観察される。

MEMO

▶皮質脊髄路＝錐体路。

MEMO

▶特徴的な動作パターンは発話パターンと重なる。運動障害の状態が発話の運動にも波及した結果と考えられる。

MEMO

▶矛盾運動とは，足が床から離れず一歩が踏み出せなくなる状態の時，木の棒などを置いてまたがせると一歩がはじまるというような現象。階段や，横断歩道でも観察される。

MEMO

▶すくみ足と対応してすくみ声（freezing 現象）とも呼ばれる。

MEMO

▶視覚的刺激により運動範囲を拡大できることから矛盾運動の臨床的応用が可能という解釈もある。

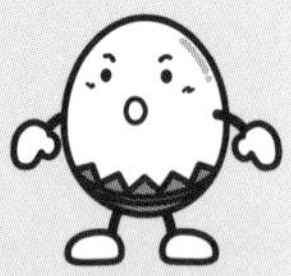

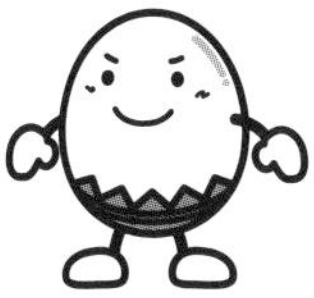

読み解くための Keyword

パーキンソン病

運動低下性構音障害の代表的な原因疾患はパーキンソン病[1]で，中脳にある黒質のドパミン神経細胞の変性を主体とする進行性変性疾患である。パーキンソン病以外の変性疾患や薬物投与，脳血管疾患などによるパーキンソン様症状がみられる疾患や状態をパーキンソン症候群と呼ぶ[1]。

四大症候と特徴的な動作パターン

パーキンソン病は，静止時振戦・固縮（歯車様，鉛管様の筋緊張亢進）・無動（寡動）が三大症候と呼ばれ，進行すると姿勢反射障害が加わって四大症候となる[1]。特徴的な動作のパターンとしてはすくみ足，小刻み歩行，突進現象などがあり[1]，矛盾運動がみられる[2]。発話特徴も運動障害との関連で考えるとわかりやすい。表在反射，深部反射は正常で，病的反射は出現しない[3]。

発話特徴

発症初期から声量の低下と気息性嗄声があり[2]，やがて構音の障害が出現してくる。特に連続的発話時では声量が低下，下顎・舌・口唇・呼吸器などの運動範囲が次第に狭まり，目標とする構音点にまで達せずアンダーシュートとなりやすい[2]。構音の歪み，発話速度の異常（加速現象），声の高さの単調性，声の大きさの単調性，発話の短い途切れ，声の高さの異常，音の繰り返し（吃様症状），不適当な沈黙，発話開始困難などが観察される[1, 3]。

解答

1 ①黒質，②変性，③パーキンソン症候群
2 ④静止時，⑤固縮，⑥歯車，⑦無動（寡動），⑧姿勢反射障害，⑨すくみ，⑩小刻み，⑪突進
3 ⑫低下，⑬気息，⑭範囲，⑮アンダーシュート，⑯加速，⑰単調性，⑱吃，⑲発話開始

3 運動障害性構音障害の症状――⑤運動過多性構音障害

1 運動過多性構音障害の疾患と病態について空欄を埋めなさい。

- （ ① ）運動が出現する。（ ② ）系の障害による。
- ハンチントン病は（ ③ ）染色体（ ④ ）性遺伝性疾患である。徐々に進行する（ ⑤ ）様の（ ① ）運動と精神症状を主徴とする神経（ ⑥ ）疾患である。
- ジストニアは（ ⑦ ）性の筋収縮による捻転性の（ ① ）運動である。
- オーラルジスキネジアでは，中枢神経系の病態の他，抗精神病薬などの長期服用に伴う（ ⑧ ）性ジスキネジアが知られている。
- 皮質性ミオクローヌスは動作などの（ ⑨ ）によって誘発されやすく，（ ⑩ ）的で瞬間的な（ ① ）運動である。
- 表在反射・深部反射は（ ⑪ ），病的反射は出現（ ⑫ ）。

2 運動過多性構音障害の発話特徴について空欄を埋めなさい。

- （ ① ）運動が主症状で構音や発声に（ ⑬ ）な変動が生じる。
- 発声は（ ⑭ ）的になることがあり，大きさや（ ⑮ ）は変動する。
- 喉頭に不随意な筋収縮が起きると，声質は突発的に（ ⑯ ）性嗄声になる。
- 発話中，不適切な（ ⑰ ）が出現し，長く続くこともある。

MEMO

▶運動過多性を来す疾患は，そのあらわれ方から急速型と緩徐型に分けられる。一人の中で，両者が混在する場合もある。急速型は舞踏病，緩徐型ではアテトーゼが代表的。

MEMO

▶（ ① ）運動とは，本来，安定しているはずの場面で意図しない運動が出現すること。

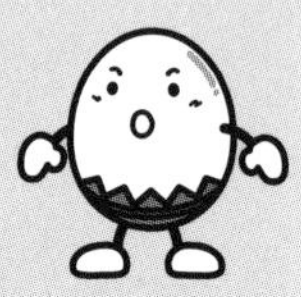

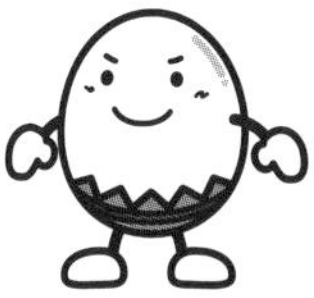

読み解くための Keyword

ハンチントン病

常染色体優性遺伝性疾患。徐々に進行する舞踏様の不随意運動と精神症状（認知症など）を主徴とする神経変性疾患である。線条体でニューロンの脱落，変性が起こる。運動に対する抑制が困難になり[1]，不規則でランダムな運動パターンを呈する。

不随意運動

意志によらずに生じる運動で，錐体外路系の障害による。運動過多性構音障害の原因となる。不規則な発声の強弱，不規則な構音の誤りなど，不随意運動の発現によって発話は多大な影響を受ける。

- アテトーゼ：ゆっくりとした持続性の不規則な不随意運動。四肢遠位部のくねるような運動が出現する。原因疾患は脳性麻痺，ウィルソン病（Wilson disease：WD），線条体の障害など[1]。
- ジストニア：持続性の筋収縮による，異常な肢位を伴った捻転性の不随意運動。身体の一部ないし全身に生じ，体幹や四肢近位部に多い。原因としては被殻の障害，WD など[1]。
- オーラルジスキネジア：表情筋や舌，顎運動の筋に異常な収縮が起こる不随意運動。舌の突出，咀嚼様の運動，口唇の尖らしなど多彩な不随意運動が出現し，発話や嚥下の障害に発展する。原因は特定されておらず，中枢神経系の病態の他，抗精神病薬や抗パーキンソン病薬などの長期服用に伴う遅発性ジスキネジアがある。
- ミオクローヌス：皮質性ミオクローヌスは動作や触覚・聴覚・視覚などの刺激によって増強され，軟口蓋にも生じる。振戦と異なり不規則に，ぴくっという突発的で瞬間的な不随意運動が起きる[2]。一般には間隔も不規則に起こる。生理的にも生じるが病的なミオクローヌスはさまざまな疾患や薬剤によって引き起こされる。

反射

表在反射・深部反射は正常，病的反射は出現しない[3]。

発話特徴

不随意運動は，ほぼ全身に出現する。体幹に不随意運動が生じると呼吸コントロールに影響が及ぶ。胸郭や横隔膜，腹部など呼吸筋の不随意運動は吸気・呼気のタイミングのズレにつながり，発声発語の異常を来す。顔面，顎，舌の不随意運動は構音状態の突然の変動，歪み，付加につながる。軟口蓋の不随意運動は突発的な共鳴異常（開鼻声）[3]，喉頭の不随意運動は呼吸コントロールの問題とも相まって，爆発的な発声や，大きさの不規則な変動，声の高さの不規則な変動を来す[4]。また，努力性嗄声，声の震えが観察されることがある。構音は不随意運動の状態によって誤り方や頻度が変動する[3]。プロソディは，先に述べた音量や高さの変動あるいは単調性の他，発話速度の変動が観察される。また発話中，不適切な沈黙が出現し，長く続くこともある[4]。

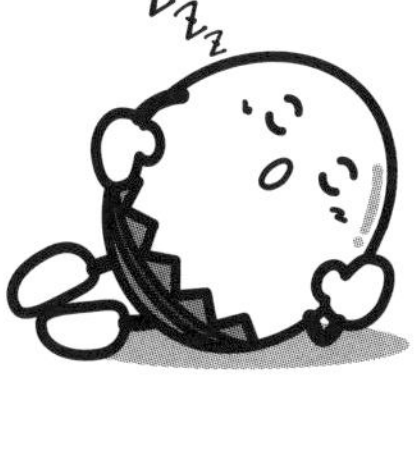

解答

1 ①不随意，②錐体外路，③常，④優，⑤舞踏，⑥変性，⑦持続，⑧遅発，⑨刺激，⑩突発，⑪正常，⑫しない

2 ⑬不規則，⑭爆発，⑮高さ，⑯努力，⑰沈黙

3 運動障害性構音障害の症状——⑥失調性構音障害

1 失調性構音障害の疾患について空欄を埋めなさい。

- 失調性構音障害は（　①　）や（　②　）の障害によって生じる。
- 小脳は運動の（　③　）や学習に関係し，運動の内部モデルを（　④　）する。
- 小脳・小脳路の疾患は脳血管障害などの限局性疾患と広範囲な（　⑤　）疾患に分けられる。
- 脊髄小脳変性症（spinocerebellar degeneration：SCD）は，運動失調が出現する（　⑤　）疾患で，約7割が孤発性であり，（　⑥　）症が含まれる。遺伝性疾患は日本では多くが（　⑦　）遺伝であり，欧米では常染色体劣性遺伝の（　⑧　）失調症が報告されている。

2 運動失調の病態について空欄を埋めなさい。

- 筋の時間的・空間的・（　⑨　）的な制御が不適切となったために起こる（　⑩　）運動障害を特徴とする。筋緊張の（　⑪　）を伴う。
- （　⑫　）障害や交互（　⑬　）障害，（　⑭　）振戦が観察される。

3 失調性構音障害の発話特徴について空欄を埋めなさい。

- 声の高さ・強さの（　⑮　），語頭・文頭の（　⑯　）的な発声，声の（　⑰　）を認める。
- 構音は子音の誤りや母音の中間母音化などが（　⑱　）にあらわれる。
- （　⑲　）性の発話（途切れ途切れに音節を区切った発話），（　⑳　）様発話（例：「かかと」→「かーと」）が出現する。
- 発話速度は（　⑮　）する。特に同一の音節を繰り返すと，不規則な（　⑮　）を認める。
- プロソディは声の大きさや高さに（　⑮　）性と（　㉑　）性が同時に存在する。
- （　㉒　）の障害（音節の長さが一定しない）も不自然さの要因になりやすい。

MEMO

▶（　⑥　）症にはオリーブ橋小脳萎縮症，線条体黒質変性症，およびシャイ・ドレーガー症候群が含まれる。かつては異なる疾患とされてきたが，最終的には小脳症状，錐体外路症状，自律神経症状により区別がつきにくくなる。

HINT

▶（　⑫　）障害は運動量を適切に調節できないこと。手足などを正しく目標にもっていけず，ずれてしまう。小脳の障害では測定が過大になり，目標物を越えてしまうことが多い[1, 2]。

HINT

▶交互（　⑬　）障害はある動きから，拮抗（逆の）した動き（屈曲⇔伸展のような）など，複数要素からなる反復運動がスムーズにできないこと。発話やキーボードを打つような動作も困難になる[1, 2]。

MEMO

▶（　⑳　）様発話は音節がつながって聞こえる症状。例のように同一音節が続いた場合，後方の音節にあらわれやすい。

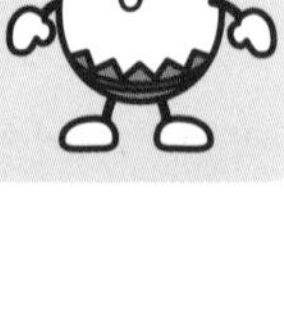

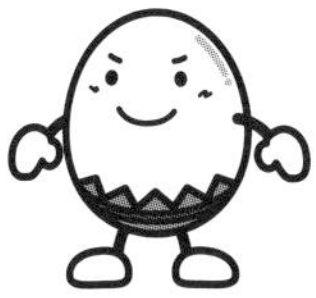

読み解くための Keyword

失調性構音障害の病変部位と小脳の働き

失調性構音障害は，小脳や小脳路の障害によって出現する[3)]。小脳は運動の調節や熟練（学習）に関係している。身体各部からの感覚を集めることで筋肉の緊張や目的の姿勢・動作がとられているかをチェックすると同時に，各器官が協調して目的の運動を行えるよう指示する。また，おもに大脳と組んだネットワークのなかで，運動の内部モデルを学習し記憶するといわれている[4)]。小脳・小脳路の障害は小脳や橋など小脳路の血管障害，腫瘍・外傷などの限局性障害と，ニューロンの変性を主体とする広汎な小脳変性症に分けることができる[3)]。

脊髄小脳変性症（spinocerebellar degeneration：SCD）

運動失調を主症状とし，系統変性を主病変とする変性疾患の総称。約 7 割が成人期に発症する非遺伝性（孤発性）で，多系統萎縮症（multiple system atrophy：MSA）と皮質性小脳萎縮症に分けられる。なかでも日本ではオリーブ橋小脳萎縮症（olivopontocerebellar atrophy：OPCA）が多い。約 3 割は遺伝性であり，日本では常染色体優性遺伝のマシャド・ジョセフ病（SCA-3），SCA-6，歯状核赤核淡蒼球ルイ体萎縮症（dentatorubropallidoluysial atrophy：DRPLA）が多い[5)]。常染色体劣性遺伝のフリードライヒ失調症は欧米で多く報告されている[1)]。なお，指定難病の制度上では，痙性対麻痺も SCD に分類されている。

運動失調の病態

筋の時間的・空間的・量的な制御不適切がベースに存在する。協調運動障害を特徴とし，運動の範囲・力・速度・方向・タイミングなどの適切な調節が困難になる。測定障害や交互変換障害，企図振戦がみられる。筋緊張の低下を伴う。

発話特徴

発声・構音に関する運動の調節障害（測定障害や交互変換障害）によって，イメージした発話にならない。声の高さ・強さの変動，語頭・文頭の爆発的な発声，声の震えを認める。開鼻声がある場合もある。構音は子音の誤りや，母音の中間母音化などが不規則にあらわれ，断綴性の発話（途切れ途切れに音節を区切った発話），スラー様発話（例：「かかと」→「かーと」）が出現する。発話速度は変動する。同一の音節を繰り返すと不規則な変動を認める。プロソディは声の大きさや高さに変動性と単調性が同時に存在し，音節の長さが一定しないこと（リズムの障害）も不自然な聴覚印象につながりやすい[3)]。

解答

1 ①小脳，②小脳路（①，②は順不同），③調節，④記憶，⑤変性，⑥多系統萎縮，⑦常染色体優性，⑧フリードライヒ
2 ⑨量，⑩協調，⑪低下，⑫測定，⑬変換，⑭企図
3 ⑮変動，⑯爆発，⑰震え，⑱不規則，⑲断綴，⑳スラー，㉑単調，㉒リズム

3 運動障害性構音障害の症状——⑦混合性構音障害

1 混合性構音障害について空欄を埋めなさい。

- （　①　）以上の運動障害性構音障害のタイプが混在しているものを混合性構音障害と呼ぶ。
- 代表的な疾患と，混在する可能性がある（運動）障害のタイプは，下記の表のようになる。

● **代表的な疾患と運動障害のタイプ**

代表的な疾患	混在する可能性のある障害タイプ
筋萎縮性側索硬化症	（　②　）構音障害—弛緩性構音障害
多発性硬化症	浮動
ウィルソン病	（　②　）構音障害—（　③　）構音障害—（　④　）構音障害

2 筋萎縮性側索硬化症（amyotrophic lateral sclerosis：ALS）について空欄を埋めなさい。

- （　⑤　）運動ニューロンと（　⑥　）運動ニューロンの選択的な障害である。
- （　⑥　）運動ニューロン障害として筋力（　⑦　），筋（　⑧　），筋線維束性攣縮を認める。
- （　⑤　）運動ニューロン障害として病的反射の出現など（　⑨　）症状が認められる。
- 陰性徴候は（　⑩　）障害，褥瘡，（　⑪　）障害，（　⑫　）運動障害。

3 多発性硬化症（multiple sclerosis：MS）について空欄を埋めなさい。

- （　⑬　）神経系の髄鞘が選択的に破壊される炎症性の脱髄疾患である。
- 原因として（　⑭　）説が有力である。
- （　⑮　）に多く，アジアやアフリカでは比較的少ない。
- 白質に新旧の脱髄斑がみられ，古い脱髄斑は（　⑯　）化している。
- 症状は（　⑰　）と再発を繰り返す。
- 20～30歳代で発症する人が多く，男女比では（　⑱　）性が多い。

4 ウィルソン病（Wilson disease：WD）について空欄を埋めなさい。

- 肝臓や脳など全身の臓器に（　⑲　）が蓄積して，障害を来す。
- （　⑳　）染色体（　㉑　）性遺伝による疾患である。
- 筋緊張（　㉒　），筋（　㉓　），振戦，失調を基調とした運動障害が出現する。

MEMO

▶ALSの推定人数は，日本で1万人前後，最もかかりやすい年代は60～69歳，男性のほうが1.2～1.3倍多いというデータが出ている。

MEMO

▶MSは，女性の発症が多く，男性のおよそ3倍である。中枢神経の髄鞘を形成するオリゴデンドログリアが侵され，末梢神経の髄鞘を形成するシュワン細胞は障害されない[1]。

MEMO

▶MSの症状として持続性の短い痛みを伴い手足が強直する有痛性強直性けいれんがある。

MEMO

▶WD眼症状として，カイザー・フライシャー角膜輪がある。黒目の周りに銅が沈着し，青緑色・黒緑褐色にみえる。

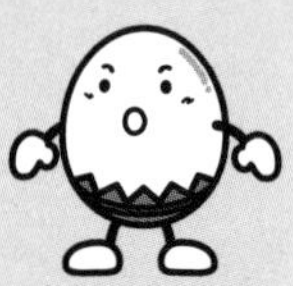

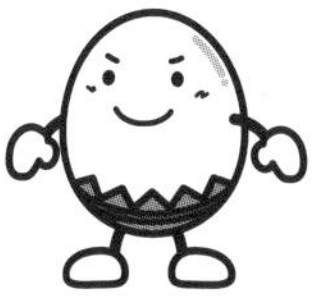

読み解くための Keyword

混合性構音障害

2 つ以上の運動障害性構音障害のタイプが混在しているものを混合性構音障害と呼ぶ[2]。症状は障害の混在によって異なる。原因疾患には筋萎縮性側索硬化症（痙性構音障害—弛緩性構音障害），多発性硬化症（浮動），ウィルソン病（痙性構音障害—失調性構音障害—運動低下性構音障害）などがある。

筋萎縮性側索硬化症 (amyotrophic lateral sclerosis：ALS)

上位運動ニューロンと下位運動ニューロンが障害される。下位運動ニューロン障害として筋力低下，筋萎縮，筋線維束性攣縮，上位運動ニューロン障害として病的反射の出現など錐体路症状が認められる。ALSでは以下の陰性徴候がよく知られる[1]。

①感覚障害（が出現しない）

②褥瘡（になりにくい）

③膀胱直腸障害（排泄に必要な膀胱，直腸の筋肉は ALSによって侵されない）

④眼球運動障害：眼球の運動に必要な筋肉は侵されにくい

多くははじめに，鼻咽腔閉鎖不全と舌の運動麻痺が出現し[3]，嗄声を認める。構音筋に筋萎縮が起こり，筋線維束性攣縮を伴う[3, 4]。筋力低下，運動速度の低下，運動範囲が制限される[3]。やがてすべての器官が障害されて発話が不可能になる。拡大・代替コミュニケーション（augmentative and alternative communication：AAC）を適宜導入しながらコミュニケーション意欲を維持することが重要である。

多発性硬化症 (multiple sclerosis：MS)

中枢神経系の髄鞘（オリゴデンドログリア）が選択的に破壊される炎症性の脱髄疾患[1]で自己免疫的な機序が発症にかかわるといわれている[1]。欧米に多く，アジアやアフリカでは比較的少ない。白質に新旧の脱髄斑がみられ，古い脱髄斑は硬化している。20～30 歳代で発症する人が多く，女性が多い。症状の寛解と再発を繰り返しながら徐々に進行する[1]。錐体路に脱髄が起これば錐体路障害を主体とする運動麻痺（単麻痺，対麻痺，片麻痺）[5]，小脳や小脳路に脱髄が起これば失調症状が出現する。急激な視力低下や中心暗転（視野の中心が見えない視野障害）で初発することが多い。眼振や複視・眼球運動障害があらわれる。感覚異常や排尿障害がみられる。有痛性強直性けいれんがある。入浴や運動などによって体温が上昇した時に神経症状が悪化するウートフ（Uhthoff）徴候がみられるため，環境やプログラムに留意する。構音障害は障害の経路に影響を受ける[3]。

ウィルソン病 (Wilson disease：WD)

肝臓や脳など全身の臓器に銅が蓄積して，障害を来す疾患で常染色体劣性遺伝である。適切な治療（薬物療法と食事制限）を早期から受けることが必要である。症状はさまざまで，肝硬変を伴う肝障害の他，種々の神経障害を来す[4]。筋緊張亢進，筋固縮，振戦，失調を基調とした運動障害が出現し[3, 4]，運動低下性構音障害，失調性構音障害，痙性構音障害などの特徴が混在する可能性がある[3, 4]。

解答

1　①2 つ，②痙性，③失調性，④運動低下性

2　⑤上位，⑥下位，⑦低下，⑧萎縮，⑨錐体路，⑩感覚，⑪膀胱直腸（⑩，⑪は順不同），⑫眼球

3　⑬中枢，⑭自己免疫，⑮欧米，⑯硬，⑰寛解，⑱女

4　⑲銅，⑳常，㉑劣，㉒亢進，㉓固縮

MEMO

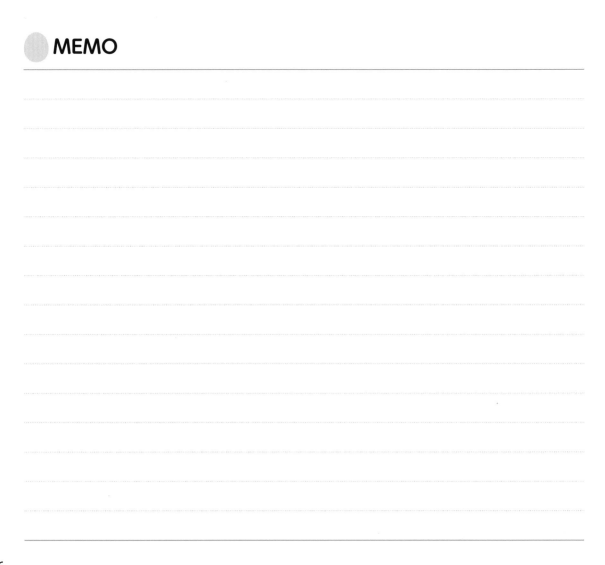

第3章

運動障害性構音障害の臨床

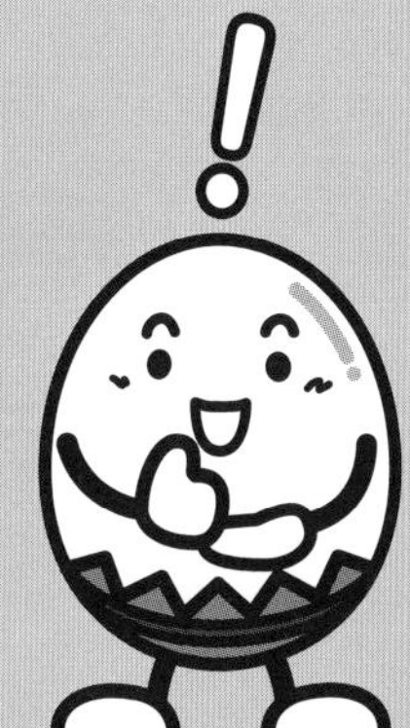

この章では，「1　運動障害性構音障害の評価」で運動障害性構音障害の聴覚印象の評価と発声発語器官の評価，機器を使った評価，鑑別診断について学び，「2　運動障害性構音障害の訓練」では，速度のコントロールやAACなどについて学んでいきましょう。

1 運動障害性構音障害の評価——①聴覚印象の評価

1 発声の評価について空欄を埋めなさい。

- 嗄声の評価や最長発声持続時間〔(　①　)〕の測定などによる評価を行う。

2 聴覚印象による話し言葉の評価について空欄を埋めなさい。

- 構音検査の実施形態には，(　②　)話(会話・情景画の説明・呼称)・復唱・音読がある。復唱・音読のほうが(　③　)性が高く，(　④　)効果の判定はされやすいが，自由会話の明瞭度が(　⑤　)ことがある。
- 構音は，(　⑥　)記号と補助記号を用いて記述する。
- 構音の誤りは，省略・(　⑦　)・置換・付加・その他に分類され，運動性構音障害では(　⑦　)が最も多く，置換は少ない。
- プロソディとは発話のうち(　⑧　)以外のすべてのことで，プロソディの障害は(　⑨　)と結びつきやすく，また意味の(　⑩　)にもかかわることがある。一般に検査では，アクセント，イントネーション，プロミネンス，(　⑪　)，(　⑫　)を，会話・音読・復唱などで評価する。
- 共鳴の評価は(　⑬　)や閉鼻声について記載する。

3 音声言語医学会版の発話特徴抽出検査を示す。抽出項目について空欄を埋めなさい。

● 発話特徴抽出検査〔運動障害性(麻痺性)構音障害dysarthriaの検査法—第1次案〕

		項目	異常の程度 (0：正常，±4：最も異常)	備考
声質	1	(　⑭　)	0 2 4	
	2	気息性		
	3	無力性		
	4	努力性		
声	5	高さの程度	低 −4 −2 0 2 4 高	
	6	声の翻転		
	7	(　⑮　)	小 大	テープの場合，評価不要
	8	大きさの変動		
	9	段々小さくなる		
	10	声のふるえ		
話す速さ	11	速さの程度	遅 −4 −2 0 2 4 速	
	12	段々速(遅)くなる	遅 速	
	13	(　⑯　)		
話し方	14	音，音節が，バラバラにきこえる	0 2 4	
	15	音，音節の持続時間が不規則にくずれる		
	16	不自然に発話がとぎれる		
	17	抑揚に乏しい		
	18	(　⑰　)		
共鳴・構音	19	開鼻声	0 2 4	
	20	鼻漏れによる子音の歪み		
	21	母音の誤り		
	22	(　⑱　)		
	23	構音の誤りが不規則に起こる		
全体評価	24	異常度	0 2 4	
	25	(　⑲　)	1 3 5	

〔伊藤元信，他：運動障害性(麻痺性)構音障害dysarthriaの検査法　第1次案．音声言語医学　21：194-211，1980より一部改変〕

MEMO
▶最長発声持続時間は空気力学的検査の1つ。最大吸気後にできるだけ長く発声させて，持続時間とする。10秒未満で日常会話に支障を来す。

MEMO
▶アクセントは単語のレベルで単語を区別するものであり，単語ごとに決まっている。日本語は高低アクセント(拍ごとにつけられる高低)である。

MEMO
▶イントネーションは，(単語レベルを越えた)文などの全体にあらわれる音調で，話し手の聞き手に向けた態度を表明する役割をもつ。疑問，断定，肯定，感情的なニュアンスなど。上昇調(↑)，自然下降調(→)，下降調(↓)がある。

MEMO
▶プロミネンスは特定の要素を音声的に強調すること。強さや高さ，音の引き延ばしで行われることもある。

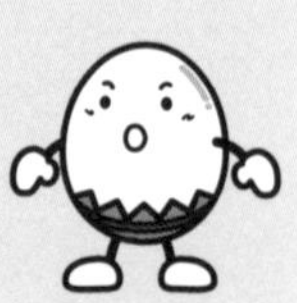

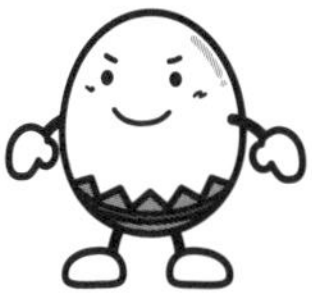

読み解くためのKeyword

評価の目的

原因・症状・障害と重症度を明らかにし，日々のコミュニケーション手段を確保する。情報を統合して分析を行い，そこから問題点を抽出，リハビリテーションの方針（目標と計画）を立てる。

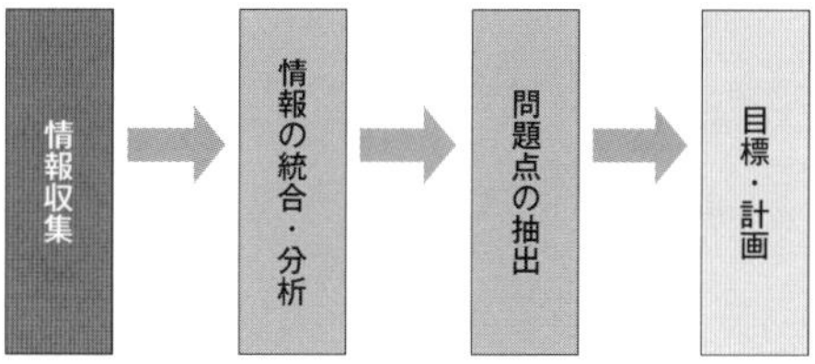

問診と情報収集

個人情報・疾患・症状・今後の生活など収集した情報[1]は，国際生活機能分類（international classification of functioning, disability and health：ICF）（図）に基づいて整理する[2]。また，同時に姿勢や呼吸状態，唾液の処理，自発話の特徴などの観察やスクリーニングを行い，大まかな傾向をつかむ。

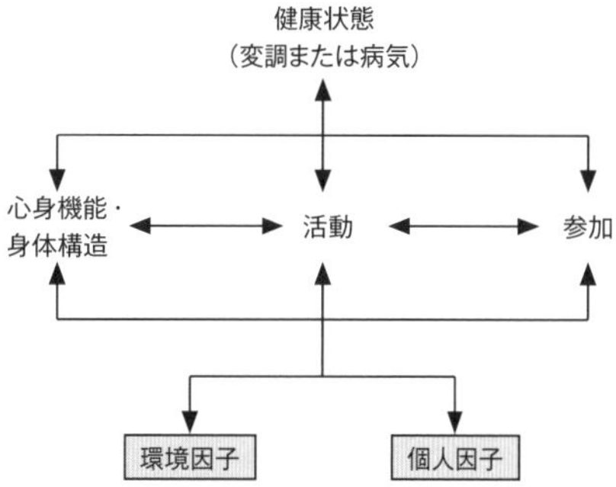

● ICF（国際生活機能分類）

話し言葉の評価

1．鑑別診断：下記の視点で評価する（表）。

● **言語病理学的評価**

①神経系の障害か
②話し言葉の障害か（失語症との鑑別）
③器質的障害がないか
④運動や感覚の障害に由来するか　　など[1]

2．発声の評価

聴覚印象による嗄声の評価や最長発声持続時間（maximum phonation time：MPT）の測定などを行う。

3．聴覚印象による構音の評価

構音検査の実施形態には，自発話（会話・情景画の説明・呼称）・復唱・音読がある。復唱・音読のほうが再現性は高く，訓練効果の判定がされやすい。ただし自由会話との差が著しい場合がある（たとえば自由会話の明瞭度が低いなど）。構音は国際音声記号と補助記号を用いて記述する。構音の誤りは，省略・歪み・置換・付加の程度や種類を評価する。運動性構音障害では歪みが最も多く置換は少ない。右記のような条件による構音の変化にも留意する（表）。

● **構音変化の条件**

①構音の誤りの種類や程度
②音節の長さ（単音節，短文）
③音節の位置（語頭，語尾）
④無意味語，有意味語
⑤発話の速度
⑥音読・復唱と自由会話　　など[1]

4．プロソディの検査

プロソディとは発話のうち音素の枠のなかに入らないすべてで[3]，プロソディの障害は発話の自然性の障害（異常度）と結びつきやすく，意味の伝達にもかかわることがある。一般に検査では，①アクセント，②イントネーション，③プロミネンス，④速度，⑤リズム（交互運動課題など）の状態と機能制限について評価する[1]。

5．共鳴の評価

開鼻声や閉鼻声など，共鳴の異常の有無を評価する。

発話特徴抽出検査

聴覚印象評価として，話し言葉の特徴をとらえるための検査である。運動障害性（麻痺性）構音障害dysarthriaの検査法―第１次案の発話特徴抽出検査[4]では，発話サンプルを声質，声，話す速さ，話し方，共鳴・構音の計23項目を５段階で評価し，全体評価として異常度（０～４の５段階）と明瞭度（１～５の５段階）を評価する（計25項目）。

解答

1 ①MPT(maximum phonation time)

2 ②自発，③再現，④訓練，⑤低い，⑥国際音声，⑦歪み，⑧音素，⑨異常度，⑩伝達，⑪速度，⑫リズム（⑪，⑫は順不同），⑬開鼻声

3 ⑭粗糙性，⑮大きさの程度，⑯速さの程度，⑰繰り返しがある，⑱子音の誤り，⑲明瞭度

1 運動障害性構音障害の評価――②発声発語器官の評価

1 発声発語器官の評価について空欄を埋めなさい。

- 発話の異常は発声発語器官の（　①　）障害の結果であるため，（　①　）の検査を行う。
- 安静時では（　②　），（　③　）や（　④　）運動，（　⑤　）的な問題の有無も観察する。

2 発声発語器官の評価の内容について空欄を埋めなさい。

- 発声発語器官の運動範囲，速度，（　⑥　），持続性，正確性を評価する。
- （　⑦　）反射の出現・（　⑧　）反射の亢進・（　⑨　）反射の減弱や消失などを観察する。
- 感覚の異常は（　⑩　）・鈍麻・脱失（消失）と表現される。
- 体性感覚には，表在感覚，（　⑪　）感覚，（　⑫　）感覚があり，表在感覚には（　⑬　）覚，（　⑭　）覚，（　⑮　）覚がある。
- 筋緊張の異常は，筋緊張の亢進状態〔（　⑯　），固縮〕と筋緊張の低下状態〔（　⑰　）〕に 分けられる。（　⑱　）時と運動時で評価する。
- 不随意運動は（　⑲　）の有無，（　⑲　）があらわれるのは動作時か，静止時かなどを評価する。
- 不随意運動には舞踏運動，ミオクローヌス，アテトーシス，（　⑳　），バリスムなどがある。

MEMO

▶反射の検査は，上位・下位の運動ニューロン障害では特に重要で，鑑別にも用いられる。

● Column ●　検査結果を考える～解釈の必要性

たとえば軟口蓋を一回，あるいは数回持ち上げることはできても，発話になると開鼻声が増悪するようなことは運動障害ではよく観察される現象である。運動の要素と結果は運動障害の種類を絡めて考えることが必要で，素早い連続運動の際に筋緊張が亢進して運動範囲を制限しているのかもしれないし，異常な共同運動の影響，あるいは挙上の持続性に問題があるのかもしれない。仮説を立てて，除外しながら評価を行う必要がある。

構音の評価は連続運動を観察しているという視点を忘れず，なぜこの誤り方になったのか，運動要素の側面と変化（音節数，速さなどに由来するか）を観察しながら総合的な評価を心がける。1 音 1 音の誤りにとらわれず，誤り方のパターンをつかむと訓練計画を立てやすい。

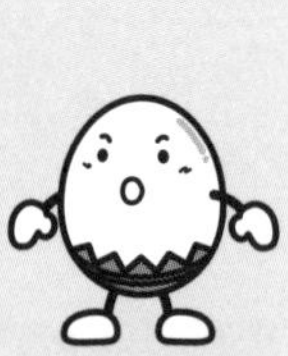

読み解くための Keyword

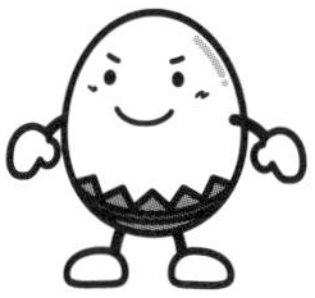

安静時の観察

安静時の筋緊張，偏位や不随意運動の有無を観察する。器質的な問題の存在は運動障害を増悪する要因にもなるため，あわせて観察する。

姿勢の評価

コントロールされた発話のためには頭部，喉頭，呼吸筋の適切な位置関係が重要である。活動しながら会話をする時，重力との関係で発声発語器官の位置関係を適切に保ち，変化に対応していく調整の能力も見逃すことはできない。固定された姿勢（座位，立位など）だけではなく，変化した際の各身体部位の位置関係にも留意する。

呼吸の評価

声の大きさ・高さ，発話の長さ，安定性の基盤として呼吸がある。呼吸の回数や呼吸の様式（腹式，胸式，腹胸式など），胸郭や腹部の運動性，運動の範囲を視診・触診で評価する。また，呼吸補助筋の使用にも留意する。呼気コントロールは前述の姿勢とも深くかかわるため注意深く評価する。

発声発語器官の評価

軟口蓋，下顎，口唇，舌の随意運動を，運動範囲，速度，筋力，持続性，正確性など運動要素の観点から評価し，発話の困難性を推測する手がかりとする。単発の運動か，連続運動でも比較的単純な運動を検査することになるため連続した複雑な運動である構音とは必ずしも合致しないことに注意する。喉頭については内視鏡検査の結果があることが望ましい。

反射

病的反射の出現，深部反射の亢進，表在反射の減弱・消失などを評価する。

感覚

感覚の検査は訓練のための刺激の入力経路を決めるためにも重要な参考になる。下記感覚の過敏・鈍麻・脱失（消失）を評価する。

- 体性感覚：表在感覚（温度覚・痛覚・触覚），深部感覚，複合感覚
- 特殊感覚：味覚，平衡感覚など

筋緊張

亢進・低下，痙性，固縮，弛緩の有無を，安静時と運動時で評価する。

不随意運動の有無

振戦の有無，いつ出現するか（動作時か，静止時かなど），不随意運動の種類（舞踏運動，ミオクローヌス，アテトーシス，ジストニア，バリスムなど）を評価する。

代表的な検査法

①運動障害性（麻痺性）構音障害dysarthriaの検査法―第１次案
②標準失語症検査補助テスト（SLTA-ST）
③標準ディサースリア検査（AMSD）など

話し言葉と発声発語器官の評価を行う検査法が開発されており，いずれも包括的に項目が設定されている[1]。各種検査を組み合わせ総合的に評価する。

解答

1 ①運動，②筋緊張，③偏位（②，③は順不同），④不随意，⑤器質
2 ⑥筋力，⑦病的，⑧深部，⑨表在，⑩過敏，⑪深部，⑫複合（⑪，⑫は順不同），⑬温度，⑭痛，⑮触（⑬～⑮は順不同），⑯痙性，⑰弛緩，⑱安静，⑲振戦，⑳ジストニア

1 運動障害性構音障害の評価——③機器を用いた評価

1 機器を用いた評価の概要について空欄を埋めなさい。

- 機器を用いた検査では結果が（　①　）化され，症状の評価や訓練効果の（　②　）にも用いることができる。
- 視覚的な（　③　）が可能なことから，評価だけではなく（　④　）機器としても使用できる。

2 分析ソフトによるディアドコキネシスの視覚的評価について空欄を埋めなさい。

- ディアドコキネシスは，同一音節や複数音節の（　⑤　）構音を求める。
- 単位時間内の（　⑥　）を正確に測定できる。
- （　⑦　）の崩れ（音節の分離，時間的パターン），（　⑧　）の変化（エネルギーの大きさ）などを視覚的に評価し，客観的なデータを得ることができる。

3 サウンドスペクトログラムについて空欄を埋めなさい。

- （　⑨　）スペクトログラムと（　⑩　）スペクトログラムがある。（　⑨　）スペクトログラムは音の分析時間が（　⑪　）い。
- （　⑨　）スペクトログラムでは（　⑫　）が明確にならず（　⑫　）分析には向かないが，フォルマントの変化，破裂，破擦，摩擦などの子音の特徴の観察，（　⑬　）の測定などができる。
- （　⑩　）では周波数分解能がすぐれているため（　⑭　）の成分が観察できる。

4 共鳴に関する評価について空欄を埋めなさい。

- ナゾメーターは，口腔と鼻腔の（　⑮　）の比を評価する。
- 鼻音を含まない文で，20％前後以下の数値ならば（　⑯　）機能良好と考えられる。

5 エレクトロパラトグラフィ（electropalatography：EPG）について空欄を埋めなさい。

- 口蓋床の上に置いた電極と舌がつくと電流が流れるため，継時的な（　⑰　）操作の観察が可能である。
- エレクトロパラトグラフィは（　⑱　）パラトグラフィとも呼ばれる。

HINT

▶（　⑬　）は空気が流れ出してから声帯が振動をはじめるまで（声が出るまで）の時間。子音の違いに大きく影響する。

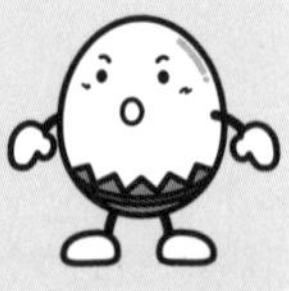

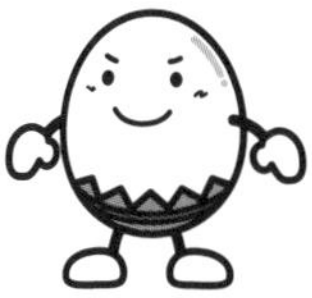

読み解くための Keyword

機器による評価

近年，検査機器を用いた計測や分析の普及がめざましい。検査結果が定量化され，症状の評価や訓練効果の判定にも用いることができる。また，視覚的なフィードバックが可能なことから，評価だけではなく訓練機器としても使用できる。

ディアドコキネシスの視覚的評価（図）

音声分析ソフトを用いて，同一音節や複数音節の反復構音を求める。単位時間内の回数（速さ）の測定はもちろん，リズムの崩れ（音節の分離），強さの変化など，得られる情報は多い。発話訓練の視覚的フィードバックとして用いることもできる。

サウンドスペクトログラム（図）

広帯域スペクトログラムでは音声の分析時間を短くとり（時間分析能力が高い）細い分析を行う。周波数分析には向かないがフォルマントの変化，破裂，破擦，摩擦などの子音の特徴の観察，有声開始時間（voice onset time：VOT）の測定などができる[1]。狭帯域スペクトログラムは周波数分解能にすぐれ，倍音の成分が観察できる[1]。

ナゾメーター（共鳴に関する評価）

ナゾメーターで，口腔と鼻腔の音圧を計測し口腔の音圧に対する鼻腔からの音圧の比から開鼻声を量的に評価する。鼻音を含まない文では，20％前後以下の数値であれば鼻咽腔閉鎖機能良好と考えられる[1]。

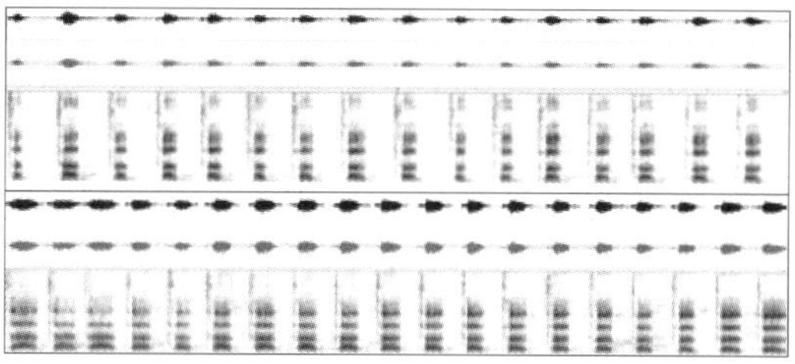

● **[ta] 反復構音の比較**

上は，健常成人の発話トレーニング，28 日後の変化。分析ソフトは，アコースティックコア（アルカディア）を使用。

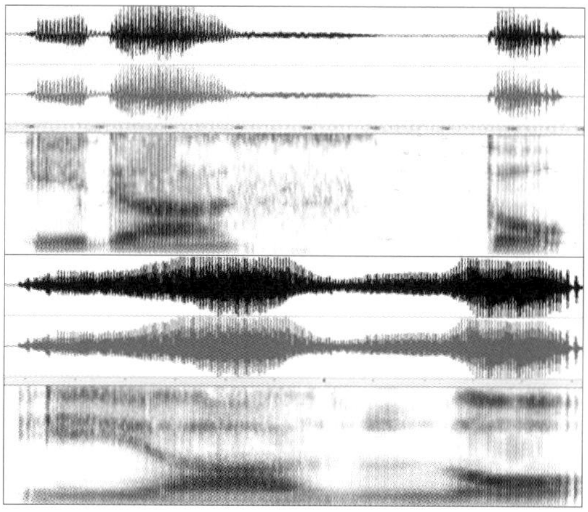

● **発語「イラスト」と発話時のスペクトログラム**

上は健常例。摩擦成分の後［u］の無声化がみられる。下は，アンダーシュート，開鼻声の例（広帯域スペクトログラム）。

エレクトロパラトグラフィ（electropalatography：EPG）

作成した口蓋床の上に電極を置き，舌と電極が接触した時に外部の信号検出器に電流が流れ，舌の当たった部分が黒くみえる。舌の接触がなくなると電流も流れなくなるため，構音操作の観察が可能である。動的パラトグラフィ（dynamic palatography）とも呼ばれる[2]。

解答

1 ①定量，②判定，③フィードバック，④訓練
2 ⑤反復，⑥回数（速さ），⑦リズム，⑧強さ
3 ⑨広帯域，⑩狭帯域，⑪短，⑫周波数，⑬有声開始時間（voice onset time：VOT），⑭倍音
4 ⑮音圧，⑯鼻咽腔閉鎖
5 ⑰構音，⑱動的（ダイナミック）

1運動障害性構音障害の鑑別について空欄を埋めなさい。

- 運動障害性構音障害では，失語症でみられる（　①　）障害や（　②　）障害はなく，（　③　）語や（　④　）困難，（　⑤　）想起の問題もない。
- 運動障害性構音障害の場合，口腔顔面失行のような（　⑥　）下と（　⑦　）下での乖離はない。
- 発語失行は音の実現に（　⑧　）行動がみられ，誤りに（　⑨　）がないが，運動障害性構音障害では，（　⑩　）のもとでは誤り方に（　⑨　）の傾向が見いだせる。

2運動障害性構音障害のタイプの鑑別について空欄を埋めなさい。

- 痙性構音障害：筋緊張（　⑪　），（　⑫　）性嗄声，粗糙性嗄声，（　⑬　）になるほど発話が増悪する。（　⑭　）亢進，病的反射出現。
- 弛緩性構音障害：（　⑮　）低下，反射の減弱または消失，神経個別の麻痺，筋の（　⑯　）。
- 失調性構音障害：一貫した（　⑰　）はない。規則的な声のふるえ，爆発的でコントロール困難な声の大きさ・高低のコントロールの低下，不規則な音の誤り，（　⑱　）性発話。
- 運動低下性構音障害：パーキンソン病の四大症候である静止時振戦・無動・（　⑲　）・姿勢反射障害の出現，気息性嗄声，発話加速，（　⑳　）様症状，音量低下，発話の開始困難。
- 運動過多性構音障害：不随意運動の出現，発話の（　㉑　）で不自然な変動。

MEMO

▶運動障害性構音障害の構音の状態は，全身の運動障害と共通した障害をベースに見つけることができる。たとえば痙性麻痺の異常な共同運動パターン，パーキンソン病のすくみ足→すくみ声など。

MEMO

▶痙性構音障害では速さ・長さ・複雑性・音の位置・前後の音との組み合わせなどの違い，弛緩性構音障害では疲労，失調性構音障害ではコントロールの問題，運動過多性構音障害は不随意運動の出現，運動低下性構音障害では矛盾行動時やON-OFFによって，変動がみられるので注意を要する。「同じ条件下」であれば誤り方に傾向を見いだせる。

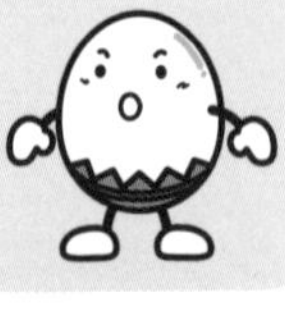

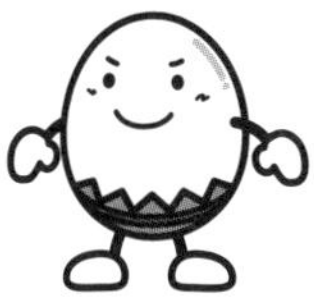

読み解くためのKeyword

失語症との鑑別

運動障害性構音障害では，失語症にみられる理解障害や錯語，書字障害がなく，喚語困難や語想起の問題もない。

口腔顔面失行との鑑別

運動障害性構音障害の場合，疲労や緊張によって浮動することはあり得るが，失行にみられるような意識下はできずに無意識下ならできるということはない。模倣，口頭命令など指示の違いによって変化することもない。失行には麻痺や運動障害はない[1)]。鑑別に不安を感じる際には食事や歯磨き，うがいなどの動作を観察することも重要である。

発語失行との鑑別

発語失行は音の実現に探索行動がみられ誤りに一貫性がなく，運動障害性構音障害では同じ条件のもとでは誤り方に一貫性の傾向が見いだせる[1)]。

● **運動障害性構音障害の各タイプの症状の特徴**

	痙性構音障害 一側性上位運動ニューロン障害	弛緩性構音障害	失調性構音障害	運動低下性構音障害	運動過多性構音障害	混合性構音障害
病変	上位運動ニューロン	下位運動ニューロン	小脳・小脳路	錐体外路	錐体外路	左記のうち２つ以上のタイプが混在
発話症状	○粗糙性，気息性嗄声・発話速度の低下・構音の誤り・開鼻声，声域の低下 ○軽度では，呼吸・発声に問題を来さず，若干構音の誤りを認める程度 ○プロソディは平板	○障害される脳神経（下位運動ニューロン）によって特徴が異なる。発声・発話に力がなく発話スピードが遅くなる ○プロソディは平板	○発声・構音運動の時間的・空間的な調節障害（測定障害） ○リズム・声量強弱・声の高低の変動，構音の誤り，語頭・文頭の爆発的な発声，声の振戦	○気息性嗄声，声量低下 ○運動速度若干早く加速現象を認める ○運動の規則性は障害されない ○発話開始困難 ○抑揚に乏しい。不自然な発話の途切れ，語・音の繰り返し（吃様）	○主症状は不随意運動 ○不規則な構音の誤り，不規則な発声の強弱や高低，爆発的な発声となることがある ○高さや強さの変動	
呼吸	呼気力低下， 呼気持続低下を来す	呼気力低下， 呼気持続低下を来す	吸気・呼気のタイミングがずれる	呼気力低下， 呼気持続低下を来す	不随意運動によって吸気・呼気のタイミングがずれる	
共鳴	開鼻声（鼻咽腔閉鎖不全以下同様）を認めるケースが多い	開鼻声を認める	正常のケースと開鼻声のケースに分かれる	開鼻声を認めるケースが多い	不随意運動によってタイミングがずれると，開鼻声となる	
構音	軽度では歪みが多く，中等度から重度になるに従って置換や省略が増える	軽度では歪みが多く，中等度から重度になるに従って置換や省略が増える	音の誤り，母音の中間母音化が不規則に出現する。断綴性発話やスラー様発音を認める	破裂音の摩擦音化，歪み，置換を認める	不随意変動の出現によって構音の状態（誤り方・誤る頻度）が変動	
速度	低下	低下	変動する	若干早い。加速現象を認める	変動。途中で発話が休止する場合がある	
運動	運動速度低下， 運動範囲低下	運動速度低下， 運動範囲低下	変動する （測定障害）	運動速度低下， 運動範囲低下	不随意運動が出現	
反射	表在反射減弱or消失 深部反射亢進 病的反射出現	表在反射減弱or消失 深部反射消失 病的反射なし	表在反射正常 深部反射減弱 病的反射なし	表在反射正常 深部反射正常 病的反射なし	表在反射正常 深部反射正常 病的反射なし	

〔柴本　勇：運動障害性構音障害．藤田郁代（監），北　義子，他（編）：標準言語聴覚障害学　言語聴覚障害学概論．第２版，医学書院，147，2019より一部改変〕

解答

1 ①理解，②書字（①，②は順不同），③錯，④喚語，⑤語，⑥意識，⑦無意識（⑥，⑦は順不同），⑧探索，⑨一貫性，⑩同じ条件

2 ⑪亢進，⑫気息，⑬複雑（長文），⑭深部反射，⑮筋緊張，⑯萎縮，⑰開鼻声，⑱断綴，⑲固縮，⑳吃，㉑突発

2 運動障害性構音障害の訓練――①構音器官の機能訓練

1 言語聴覚士が行うアプローチについて空欄を埋めなさい。

- 原疾患に伴う（　①　）のタイプの特徴，（　②　）症，病期，社会的環境，進行性か否かなどにより，柔軟に対応する。

2 構音器官の機能訓練について空欄を埋めなさい。

- アプローチは機能改善を目指すアプローチと，（　③　）的な発話方法や装置を使用するなどコミュニケーションの（　④　）性を確保するアプローチに大別される。
- 呼吸発声の訓練：発声は呼吸と（　⑤　）運動の協調の上に成り立つ。発声のための（　⑥　）コントロールは，より（　⑦　）的で変化に富んだ（　⑧　）筋の働きが要求される。声帯の問題は筋活動の（　⑨　）と，過剰な（　⑩　）に大別される。
- 共鳴：吹く動作である（　⑪　）や，（　⑫　）療法と呼ばれる経鼻的持続的陽圧呼吸器を用いた抵抗運動が提唱されている。
- 運動の様式：（　⑬　）運動，介助運動，（　⑭　）運動，抵抗訓練がある。
- 達成基準：レベルの設定は目標とする運動の（　⑮　）割程度を達成と考え，達成したら次の段階に移る。

MEMO
▶留意点にあげた事項は，ゴールの設定にも大きく影響する。

MEMO
▶現実には，コミュニケーション手段を確保しつつ訓練を行い，また機能の変化によって，代償や代替手段も変化してくる。

MEMO
▶吹く動作は軟口蓋挙上を要求するためトレーニングに用いられる。

MEMO
▶経鼻的持続的陽圧呼吸器は機械で圧力をかけた空気を鼻から気道に送り込み，気道を広げて睡眠中の無呼吸を防止する治療であるが，空気を送り込まれた状態で発話を行うと抵抗訓練としても使える。

MEMO
▶運動障害がベースにあるので100%は求めない。上げる段階は，回数，時間運動範囲など個別に設定する。

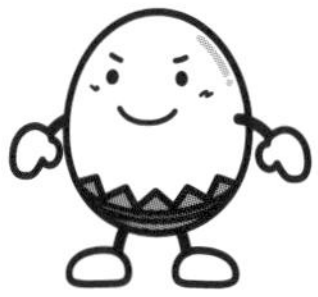

読み解くためのKeyword

介入の留意点

原疾患に伴う運動障害のタイプの特徴，合併症，病期，社会的環境，進行性か否かなどによって柔軟に対応する[1)]。

機能改善と代償的アプローチ

機能改善を目指すアプローチと，代償的な発話方法や装置・機器を使用するなどコミュニケーションの実用性を確保するアプローチに大別される。実際には両者を視野に入れながら進めていく[1)]。

運動学習

訓練効果を得るためには運動学習の観点からプログラムを立案する必要がある。時間，発話の単位，発話の様式（復唱か自由会話か），最適なフィードバック法，頻度など，学習が行われやすいプログラムを提供する[1)]。

姿勢のコントロール

発声発語に関する適切な筋活動をうながす上で，適切な姿勢コントロールは重要である。理学療法士，作業療法士との協働が重要となる。姿勢を制御する筋は呼吸を制御する筋と重なるため，呼吸発声のアプローチにも欠かせない[1)]。

呼吸発声の訓練

発声は呼吸と声帯運動の協調の上に成り立つ。発声のための呼気コントロールはより持続的で変化に富んだ呼吸筋の働きが要求される[1)]。声帯の問題は，筋活動の低下と過剰な内転に大別される。運動障害のタイプに則ったプログラムを用意する。

共鳴

吹く動作であるブローイングや破裂音を使用した構音訓練のほか，CPAP療法（経鼻的持続的陽圧呼吸器）を用いた抵抗運動の効果が報告されている[1, 2)]。

構音器官の機能訓練

下記運動様式を組み合わせ（表），下顎，口唇，舌へとアプローチする。訓練は当事者の能力と運動障害のタイプに応じて行う。レベルの設定は目標とする運動の８割程度を達成と考え，次の段階に移る。粗大運動→運動の保持・持続→単純な協調運動→反復・連続した協調運動の流れを念頭におく[3)]。

● **運動様式と実施例**

運動様式	例
他動運動	言語聴覚士が筋緊張を調整し舌を引き出す。当事者は自ら出す努力をするか，出しているかのように運動をなぞる
介助運動	自ら舌を出し，足りない範囲を言語聴覚士が介助する 本来使わない運動が出ていたら，言語聴覚士はそれを抑制しつつ運動をうながす
自動運動	自ら舌を出す
抵抗訓練	言語聴覚士が逆の方向に負荷をかけ，当事者は抵抗を超えて舌を動かす

解答

1 ①運動障害，②合併

2 ③代償，④実用，⑤声帯，⑥呼気，⑦持続，⑧呼吸，⑨低下，⑩内転，⑪ブローイング，⑫CPAP，⑬他動，⑭自動（⑬，⑭は順不同），⑮8

2 運動障害性構音障害の訓練——②構音動作訓練・音の産生訓練

1構音動作訓練について空欄を埋めなさい。

- 構音動作訓練は構音の（　①　）と操作の習得に分かれる。（　①　）は時間がかかっても，その動作を保持できれば良い。操作は（　②　）表出のトレーニングに相当するが，高い明瞭度は求めない。
- （　③　）の器官の協調運動のなかで，特定の部位の運動機能回復を意識して（　④　）運動を行う段階である。
- （　③　）の運動課題が含まれるため，現在行っている課題がどの（　⑤　）に対して何の（　⑥　）で行っているのかを明確に意識しておく。

2音の産生訓練について空欄を埋めなさい。

- 音節レベルで産生可能な音を繰り返し発語することで，運動の（　⑦　）性を上げ，安定性を増し，よりむずかしい文脈でも（　⑧　）度を保ちながら発話できることを目的とする。
- （　⑨　）語音節のオーラル・ディアドコキネシスは，（　⑩　）から複数音節へ運動の難易度を上げながら発話練習を行う。
- 有意味語ドリルではターゲット音を語頭・（　⑪　）・ランダムに配したドリルを用意し，練習を行う。
- 対照的生成ドリルは，（　⑫　）だけが音韻的に対立する有意味単語が２項ずつ対になったものである。
- 課題の提示様式には（　⑬　）・音読・自発話があるが，音読の（　⑧　）度が自発話で保てないケースが多い。
- プロソディにはイントネーション，（　⑭　），リズム，スピード，大きさ，プロミネンスのコントロールについて音声表示装置などによる（　⑮　）の表示とフィードバックがある。
- バイオフィードバック法は話し言葉や声をフィードバックしながら発話を行い，フィードバックされた情報によって発話を変化させるよううながす。（　⑯　）的フィードバックと（　⑰　）的フィードバックがよく用いられる。

HINT

▶素早くなめらかな運動を行うために，日常的に使用している運動のパターンは多様である。（　④　）運動は多様な運動パターンから，ある構音を出すための動作である。ある音を出すためのパターンとしての構音運動で必要な運動を選択する。

HINT

▶ターゲット音の選択は，構音動作が簡単なものからむずかしいものへ，親密度が高いものから低いものへと段階を踏んで行う。

HINT

▶オーラル・ディアドコキネシスとは同じ動作の繰り返しのこと。無意味語は，より運動の要素を強くできるので，ターゲットの音と他の音との組み合わせによって，さまざまな運動様式の変化を練習することができる。

HINT

▶自発話は自動化された運動であり，発話運動の意識化が困難であるため（　⑧　）度を保ちにくいとされる。

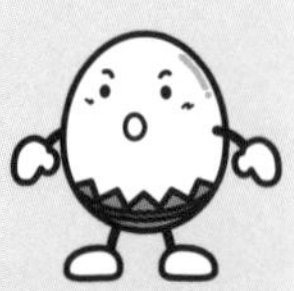

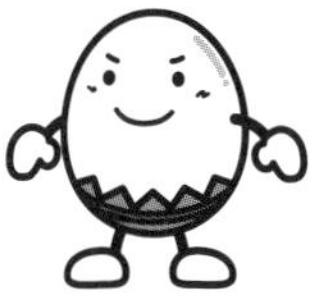

読み解くための Keyword

構音動作訓練

構音動作訓練は構音の「構え」と「操作」の習得に分かれる[1)]。

①構え：発語を行うための構音の構えで，時間がかかってもその動作を保持できれば良い[1)]。

②操作：構えから構音器官を動かして音節を産生する一連の動きだが，明瞭度を強く求めることはしない。単純な協調運動から複雑な協調運動に移行するレベルで，複数の器官の協調運動をうながしながら特定の部位の運動機能回復（選択的運動）を図る。具体的には口唇閉鎖（構え）から口腔内圧を上昇させ（第 1 段階）瞬間的開放＝破裂（第 2 段階）を導く。困難がある場合は運動を分解し，困難な運動要素（例：口腔内圧上昇）が何であるのかを分析（例：口唇閉鎖不全，鼻咽腔閉鎖不全）し，筋緊張の調整や自動介助，誘導などを行いながら，随意的な運動をうながす。複数の運動課題が含まれるため，言語聴覚士は現在行っている課題がどの部位に対して何の目的で行っているのかを明確に意識しておく必要がある[1)]。

音の産生訓練

音節（あるいは音素）レベルで産生可能な音を実際に繰り返し発語することで，運動の巧緻性を上げ安定性を増し，よりむずかしい文脈でも明瞭度を保ちながら発話できることを目的とする[1)]。

①無意味語音節のオーラル・ディアドコキネシス：母音から複数音節へ運動の難易度を上げつつ，音読・復唱の形でパターンをもった無意味語音節の繰り返し発話練習を行う。困難な音は，誤りに至る運動障害に対応をしながら改善を図る[1)]。

②有意味語ドリル：ターゲット音を語頭・語中・ランダムに配したドリルで練習を行う[1)]。

③対照的生成ドリル[2)]：1 音素のみ音韻的に対立する有意味単語が 2 項ずつ対になったもので[2)]（かた—がた：k—g 無声有声の対立），当事者が意味の誤りを避けるため出し分けに気を付けて練習することによって要素的なトレーニングになる。やがて語のレベルから短文，（文の集合としての）文章へと段階的に進めていく。

課題の提示様式

復唱・音読・自発話がある。前の 2 つと自発の間には大きな壁があり，音読の明瞭度が自発話で保てないケースによく出会う。自発話課題においても発話運動を意識し，明瞭度を保つことが目標となる。

プロソディ訓練

イントネーション，アクセント，リズム，スピード，大きさ，プロミネンス（文中の強勢）のコントロールについて方法とドリルを用いてトレーニングを行う。方法には，メトロノーム，キーボード，音声表示装置などによる手掛かりの表示とフィードバック[1)]がある。スピードのコントロールについては，次項（p.50 ～ 51）で述べる。

バイオフィードバック法

話し言葉や声をフィードバック〔自身がみる（視覚的）・聞く（聴覚的）など〕しながら発話を行う。フィードバックされた情報によって発話を変化させるよううながすことで発話を改善させる[3)]。音声表示装置（Visi-Pitch など）は視覚的に提示できる。ターゲットが大きさのコントロールの場合，

①目標の大きさをモニターに示しておき目標に達するように発声する

②大きさの異なる 2 音でトレーニング

③連続して大きく，連続して小さくする課題

などが考えられる。

解答

1 ①構え，②音節，③複数，④選択的，⑤部位，⑥目的

2 ⑦巧緻，⑧明瞭，⑨無意味，⑩母音，⑪語中，⑫1 音素，⑬復唱，⑭アクセント，⑮手掛かり，⑯聴覚，⑰視覚（⑯，⑰は順不同）

2 運動障害性構音障害の訓練――③発話速度のコントロール

1 発話速度の調整法について空欄を埋めなさい。

- タッピング法は身体や机を（　①　）ごとにタッピングする。同様の方法に（　①　）指折り法がある。
- ペーシングボードは発話しながら（　①　），単語，（　②　）などの単位ごとに色分けしたスロットをポインティングする。（　③　）に使用されることが多い。
- ポインティング・スピーチは，発話しながら文字盤上の（　④　）にあたる文字を指差す。発話速度を自らコントロールする。（　⑤　）法の側面ももつ。
- リズミック・キューイング法は言語聴覚士が目標とする（　⑥　）で（　⑦　）をつけて文中の語を指差し，これにあわせて音読か復唱をさせる方法である。
- 発話しながら自分の話し声を遅らせて耳に聞かせると，発話の速度を落とすことができる。この方法を（　⑧　）法という。（　⑨　）音で用いられてきたが，（　③　）をはじめ，運動障害性構音障害の発話にも効果があるとされている。遅延速度は（　⑩　）～（　⑪　）msecが良いとされている。
- フレージング法は（　②　）などの適切な箇所で強制的に（　⑫　）を入れて，発話を区切りながら話す手法である。（　⑬　）持続の能力に応じ，休止の部分を設定する。最終的には自分自身で適切な箇所で休止を入れながら話すことができるようにトレーニングする。

MEMO

▶ペーシングボードは視覚的な刺激を入れ，乗り越えることを動作に含ませながら発話を行うため，パーキンソン病の矛盾運動を利用した発話の促しにもなっているとされている。

MEMO

▶ポインティング・スピーチは重症例の発話者の発話内容を類推する手段。他に，話すトピックを示してから発話する方法やジェスチャーを融合させる方法も知られている。

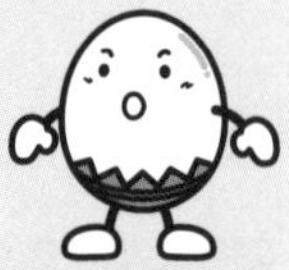

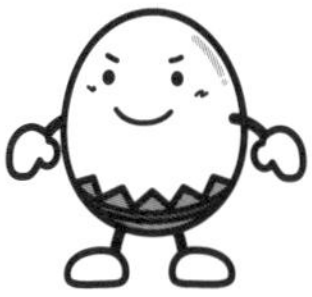

読み解くための Keyword

発話速度の調整

運動障害性構音障害では，発話のための運動能力が病前のままの発話スピードに追い付いていないケースによく出会う。この場合，発話スピードを調整する（落とす）ことで明瞭度に改善をみることがある。しかし，「ゆっくり話してください」という指示だけで成功することはむずかしい。自由発話はより自動的な運動であると考えられ，自らスピードを落とすことを意識し続けることは大変困難である。速度のコントロールにはいくつかの方法が提唱されている。

モーラ指折り法，タッピング法

モーラごとに指を折りながら，あるいは身体や机をモーラごとにタッピングしながらそれにあわせて発話する[1, 2]。

ペーシングボード

発話しながらモーラ，単語，文節などの単位ごとに，色分けしたスロットをポインティングする。パーキンソン病による運動低下性構音障害に使用されることが多い。

ポインティング・スピーチ（頭文字指差し法）

発話しながら，文字盤上の語頭音にあたる文字を指差し，発話速度を自らコントロールする[1]。語全体を指すことによるコミュニケーションの断片化を防ぐことができ，さらには相手に語頭音の情報を与えるため，発話補助法の側面ももつ[1]。

リズミック・キューイング法

言語聴覚士が目標とする速度でリズムをつけて文中の語を指差し，これにあわせて音読か復唱をさせる。強調する語ではゆっくりとキューを出す。また，文中の適切な箇所で休止を入れる[1]。

遅延聴覚フィードバック（delayed auditory feedback：DAF）法

発話しながら自分の話し声を遅らせて耳に聞かせると，発話の速度を落とすことができる。吃音で用いられてきたが，加速傾向にある運動低下性構音障害をはじめ，運動障害性構音障害の発話にも効果があるとされている。遅延速度は 50 ～ 100 msecが良いとされている[1]。近年，スマートフォンのアプリケーションも開発されており，安価に携帯できるようになった。

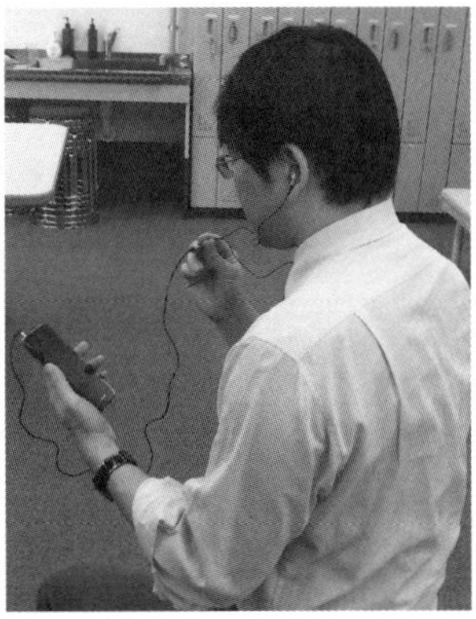

● **遅延聴覚フィードバック（DAF）法**
Android用アプリを使用。

フレージング法

文節など，文法的に適切な箇所で強制的に休止を入れて，発話を区切りながら話す手法。はじめは音読において，言語聴覚士が休止を入れる箇所にスラッシュを入れ，休止をおくように指示するが，徐々に自分自身で適切な箇所で休止を入れながら話すことができるようにトレーニングする[1, 2]。呼気持続の能力に応じ，休止の部分を設定する。

● **フレージング法の例**

小鳥たちの/さえずりが/耳に/心地良い/朝です/あたたかな/日差しが/春の/訪れを/告げています。

メトロノーム

メトロノームにあわせ，リズムを意識した調整を行う[2]。

解答

1 ①モーラ，②文節，③運動低下性構音障害，④語頭音，⑤発話補助，⑥速度，⑦リズム，⑧遅延聴覚フィードバック（delayed auditory feedback：DAF），⑨吃，⑩50，⑪100，⑫休止，⑬呼気

2 運動障害性構音障害の訓練——④障害別訓練の注意点（1）

1 偽性球麻痺の訓練について空欄を埋めなさい。

- 異常な（　①　）パターンのコントロールと適切な（　①　）パターンの学習。
- 筋の持続的な（　②　）や（　③　）により，筋緊張のコントロールが期待できる。
- 意識レベルや（　④　）機能の低下が考えられるため，適切な（　⑤　）の方法を検討する。

2 一側性上位運動ニューロン性構音障害の訓練について空欄を埋めなさい。

- 訓練では，（　⑥　）運動としての構音訓練を多く行う。

3 弛緩性構音障害の訓練について空欄を埋めなさい。

- 訓練は，基本的には（　⑦　）強化を行う。
- （　⑦　）強化の際，当事者は目的の器官に（　⑧　）を入れて動かすよう意識する。自力で運動を行えるレベルになった後，（　⑨　）を加える。
- （　⑨　）は，当事者のレベルにあった適切なものである必要があり，さらに訓練全体を通して過剰な（　⑩　）を残さない配慮を要する。

MEMO

▶弛緩性麻痺の筋力が量的に低下することに対して，痙性麻痺は「質的変化」であるといわれる[1]。随意運動が困難であっても，筋緊張の亢進や病的な反射，異常な運動パターンが出現する際，そこには確かに筋力が生じている。このような質的変化について，正常では中枢から抑制されて出現しない運動の出現を「陽性徴候」と呼び，巧緻性の低下の結果うまく動かせない症状を「陰性徴候」と呼ぶことがある[1]。訓練ではこうした質的変化を見逃さず，協調的な運動の獲得を目指す。

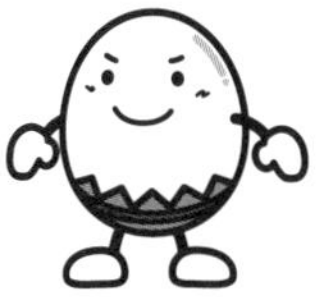

読み解くための Keyword

偽性球麻痺の訓練の考え方

1. コントロールとリラクセーション

異常な運動パターンのコントロールと適切な運動パターンの学習[2]，筋緊張のコントロール〔筋の持続的な伸長（ゆっくりとした引き延ばし）や，バイブレーションを加えるなど〕[3]を行う。全般的にリラクセーションを重視する。

2. 音声に対するアプローチ

声質にあわせたトレーニングが望まれる。音量の低下は声帯の内転と呼吸，およびその協調に問題をもつ場合があるので，問題の本質を見逃さないよう留意する。

3. 認知・注意機能への配慮

認知や注意機能への配慮を行う。症例ごとに，受容しやすくフィードバックしやすいルート（視覚・聴覚的フィードバック，触圧覚，運動感覚など）を考慮した刺激を選択する。

4. 発話速度のコントロール

明瞭度向上を目的にする場合，運動速度を落とすアプローチ（フレージング法など）が有効である。極端な抑制は自然度を低下させるので運動能力にあわせて速度を検討する。

一側性上位運動ニューロン性構音障害の訓練の考え方

1. 綿密なプログラムによる構音訓練

UUMNに限らず軽度の障害では，より自動性の高い構音を求められる場合が多い。綿密にプログラムされた巧緻運動としての構音訓練のための教材（ドリルブックなど）と適正な量と質の運動を提供する必要がある（どの部分をどのように使用する連続運動が必要なのか，という視点を要する）。

2. 音声に対するアプローチ

声質にあわせたトレーニングが望まれる。音量の低下，大きさの変動は呼吸に問題をもつ場合があるので，軽微な問題を見逃さないよう留意する。

3. 発話速度のコントロール，認知・注意機能への配慮

上記（偽性球麻痺の訓練の考え方）参照。リズミック，キューイング法が有効との報告がある[4]。

弛緩性構音障害の訓練の考え方

・筋力強化

麻痺が生じた部位の筋力強化が基本となる[1]。言語聴覚士は当事者の運動能力にあわせ，他動的に動かしたり運動の介助を行い，当事者は目的の器官に力を入れて動かすよう意識する。自力で運動を行えるレベルになった後は筋力と持続力の強化を目指して負荷を加える（レジスタンスエクササイズ）。負荷は運動様式・負荷量・時間などを考慮した適切なものである必要があり，さらに訓練全体を通して疲労を残さない配慮を要する。重度の障害の場合は代償や拡大・代替コミュニケーション（augmentative and alternative communication：AAC），補綴的治療も加えて，現状で可能な発声・構音を目指す場合もある。

解答

1 ①運動，②伸長，③バイブレーション，④認知，⑤刺激
2 ⑥巧緻
3 ⑦筋力，⑧力，⑨負荷，⑩疲労

1 運動低下性構音障害の訓練について空欄を埋めなさい。

- 発話速度のコントロールを行う方法として（　①　）の活用や（　②　）法があげられる。
- パーキンソン病に伴う音声障害へのアプローチで，（　③　）法が有効とされている。強い運動（　④　）・集中的訓練・（　⑤　）化・自身の声量の（　⑥　）的なレベルを変化させる方法である。また，（　⑦　）も時間を決めて日々行うことを求める。
- （　⑧　）からリズムやスピード，音量の手掛かりを提示する。

2 運動過多性構音障害の訓練について空欄を埋めなさい。

- （　⑨　）運動のコントロールができる（　⑩　）があれば調整を行い，発話をうながす。
- コミュニケーションの（　⑪　）性を重視した介入を行う。

3 失調性構音障害の訓練について空欄を埋めなさい。

- （　⑧　）からの時間的・空間的・量的な手掛かりで運動をコントロールする。
- 発話の状況を自身が把握し，発話を変化させる（　⑫　）が重要になる。
- 訓練として（　⑬　）法などが適応となる。

MEMO

▶外部からの手掛かりの具体例として音声分析や訓練支援システム（ビジピッチなど）のモニター，メトロノーム，騒音計などが考えられる。手掛かりは同時に，目標と現状を提示し，目標にあわせて運動を変えていくことで自ら運動をコントロールする学習をうながす，フィードバックの器具となる。

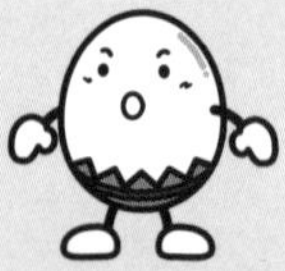

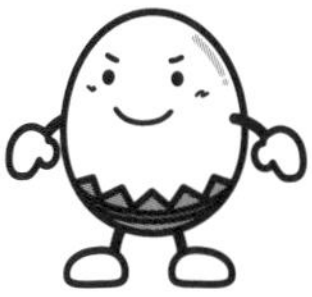

読み解くための Keyword

運動低下性構音障害の訓練の考え方

1. 訓練の考え方

動かないことにより筋力低下を来す可能性があるため，日常生活を見直すことも留意する[1, 2]。音声障害にアプローチすることも多い。

2. リー・シルバーマン法（Lee Silverman voice treatment：LSVT）

パーキンソン病に伴う音声障害へのアプローチで LSVT が有効とされている[2, 3]。強い運動努力・集中的訓練・定量化・自身の声量の感覚的なレベルを変化させる。また，自主訓練も時間を決めて日々行うことを求める。

3. 発話速度のコントロール

遅延聴覚フィードバック（delayed auditory feedback：DAF）法，ペーシングボードの活用などがある[3]。

4. 外部からの手掛かり

外部からスピードや音量の手掛かりを提示する[1]。

運動過多性構音障害の訓練の考え方

- 姿勢調整：発声発話は，不随意運動の影響を受ける。不随意運動をコントロールすること[2]が機能訓練の基本的な考え方となる。不随意運動をコントロールできる姿勢があれば，調整を行う[4]。
- 実用性を高める：発話内容が伝わる方法の検討など，コミュニケーションの実用性を高める介入を行っていく。

失調性構音障害の訓練の考え方

1. フィードバックと運動のコントロール

自身では運動の制御が困難であるため外部からの時間的・空間的・量的な手掛かり（どの程度の速さで，どの程度の範囲で，どの程度の力で構音器官を動かすか）を聴覚的，視覚的に提示し，これをもとに運動をコントロールする[1]。発話の状況を自身が把握し発話を変化させるフィードバックが重要になる。訓練法としてフレージング法，リズミック・キューイングなどが知られている[3]。

2. コミュニケーション手段の確保

機能的な側面に関するアプローチとともにコミュニケーション手段の確保を行うことは，タイプにかかわらず重要だが，進行性疾患である場合は現状と今後を考慮し，代償的コミュニケーション手段も早期に選択，準備しておく必要がある。

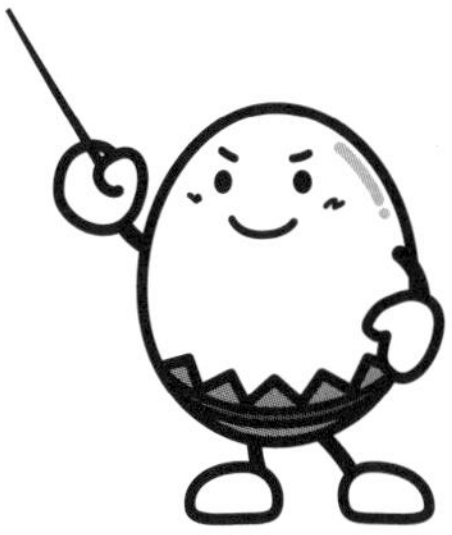

解答

1 ①ペーシングボード，②遅延聴覚フィードバック，③リー・シルバーマン，④努力，⑤定量，⑥感覚，⑦自主訓練，⑧外部
2 ⑨不随意，⑩姿勢，⑪実用
3 ⑫フィードバック，⑬フレージング

1 拡大・代替コミュニケーション（augmentative and alternative communication：AAC）の定義について「拡大」，「代替」のいずれかを空欄に入れなさい。

- （　①　）：コミュニケーションを補助するためにAACが使われる時。
- （　②　）：話し言葉がないか実用的でないために置き換える時。

2 AACの分類と内容について空欄を埋めなさい。

- AACは，エイドコミュニケーション〔（　③　）を使う方法〕と非エイド（ノンテク）コミュニケーション〔（　③　）を使わない方法〕に大別され，エイドコミュニケーションは（　④　）コミュニケーションと，（　⑤　）コミュニケーションに分けられる。
- ノンテクコミュニケーションには（　⑥　）応答・読唇・視線・聴覚走査法〔50音読みあげ・（　⑦　）文字盤とも〕・残存音声・ジェスチャー・空書などがある。
- （　④　）コミュニケーションは，（　⑧　）を用いないエイドコミュニケーションで，（　⑨　）・（　⑩　）・筆談などがある。
- （　⑤　）コミュニケーションは（　⑧　）を用いるコミュニケーションで，（　⑪　）・（　⑫　）・（　⑬　）などがある。

3 AAC導入と留意点について空欄を埋めなさい。

- 障害が認められた（　⑭　）から，その時点で適切なAACを導入し，コミュニケーションを補償する。
- 導入の際は音声言語的，（　⑮　）機能，（　⑯　）機能，感覚など多方面から評価し，使用可能な方法を選択する必要がある。
- 本人のみならず家族をはじめ周囲に対して，（　⑰　）の説明を行う。
- スイッチは使用者の運動能力に応じて，操作する身体の（　⑱　）・スイッチの（　⑲　）・形・作動性などを選ぶ。
- 四肢で操作できない場合，脳波や筋電信号などを利用した（　⑳　）型センサーも開発されている。

HINT

▶「補聴器」も拡大（補助）する機器としてAACに含まれる。

HINT

▶聴覚走査法は聞き手が「あ，か，さ…」と読みあげていく。たとえば「た」で「Yes」のサインがあれば，今度は「た，ち，つ…」と読みあげ，次に「Yes」サインのあったところで文字を確定する。

HINT

▶透明文字盤は発信者と受信者が透明文字盤を挟んで向かい合い，視線が一直線になるように文字盤を動かし，目的の文字を特定していくもので，身体を動かすことに問題があっても利用ができる。

HINT

▶導入されたAACは，病期，また症状によっても変化していく。

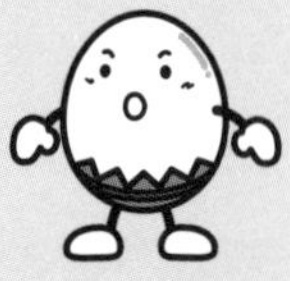

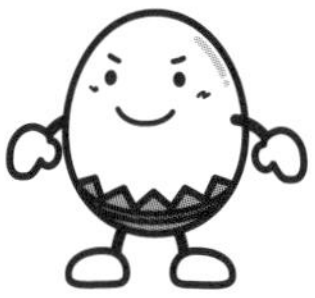

読み解くための Keyword

拡大・代替コミュニケーション（augmentative and alternative communication：AAC）

「コミュニケーション障害をもつ人のコミュニケーションを援助，促進，代替するあらゆるアプローチ」と定義される[1]。

①「拡大」（augmentative）：話し言葉（コミュニケーション）を補助するためにAACが使われる時[2]。

②「代替」（alternative）：話し言葉がないか，実用的でないために置き換える時[2]。

近年，障害のある人の生活を支える支援技術・支援機器（assistive technology：AT）に含まれる概念としてもとらえられている。

AAC　拡大・代替コミュニケーション

- **エイドコミュニケーション　道具を使う方法**
  - **ハイテクコミュニケーション　電子機器を用いる方法**＊1～3
    - VOCA：voice output communication aids＊1

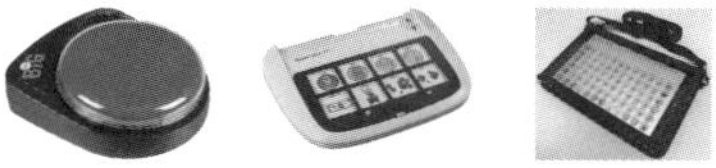

パシフィックサプライ㈱　㈱ユープラス

意思伝達装置＊2

意思伝達ソフトウェア＊3

  - **ローテクコミュニケーション　電子機器を用いない方法**
    - コミュニケーションボード：文字盤・絵・写真など
    - 透明文字盤
    - 筆談　など

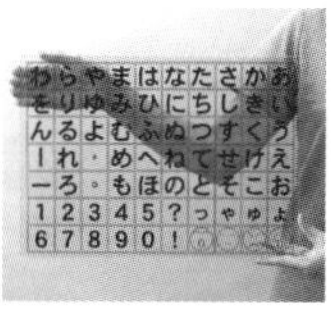

透明文字盤（ローテク）

プラス㈱

ジョインテックスカンパニー

- **非エイド（ノンテク）コミュニケーション　道具を使わない方法**
  - yes/no応答
  - 読唇
  - 視線
  - 聴覚走査法（口述文字盤：50音読みあげ）
  - 残存音声
  - ジェスチャー
  - 空書　など

● **AACの分類**

＊1 VOCA：音声出力機能を備えた装置。ボタンを押して予め録音された音声を再生したりキーボードを使用して言葉を入力し，そのつど読み上げるタイプもある。

＊2 意思伝達装置：専用パソコンで文字を綴り音声出力や印刷ができる。意思伝達特化型機器。入力用各種スイッチとプリンターが接続している。わずかな身体動作で，他者に気持ちを伝えるための福祉機器。

＊3 意思伝達ソフトウェア：通常のパソコンで意思伝達用のソフトウェアを実行するもの。読みあげ機能（スクリーンリーダー）をつければ，自らの意思を打ち込み，それを音声として表出させることもできる。今後，スマートフォンやタブレットで使用できるソフトウェアが充実していくことも期待される。

導入の時期と方法の決定

発話に困難があれば障害が認められた直後からAACを導入し，コミュニケーションを補償する[1]。導入の際は音声言語的，認知機能，運動機能，感覚など多方面から評価し，使用可能な方法を選択する必要がある。

使用者本人だけではなく，家族をはじめ周囲に対してコミュニケーション方法の説明を行う。

スイッチとセンサー

ハイテクコミュニケーションには，入力するためのスイッチやセンサーの選択が必要になることもある。フィッティングも大切な課題であり，医師，理学療法士，作業療法士など多職種と連携して進める必要がある。なお指・足・舌など，使用者の運動能力に応じた大きさ・形・作動性の物を選ぶ。四肢で操作できない場合の非接触型センサーとして，赤外線センサーを使用した瞬きスイッチ・筋電信号（electromyogram：EMG）・視線入力（electrooculography：EOG）・脳波（electroencephalography：EEG）を利用するものも開発がすすんでいる[1]。

解答

1 ①拡大，②代替

2 ③道具，④ローテク，⑤ハイテク，⑥yes/no，⑦口述，⑧電子機器，⑨コミュニケーションボード，⑩透明文字盤（⑨，⑩は順不同），⑪VOCA（voice output communication aids），⑫意思伝達装置，⑬意思伝達ソフトウェア（⑪～⑬は順不同）

3 ⑭直後，⑮認知，⑯運動（⑮，⑯は順不同），⑰コミュニケーション方法，⑱部位，⑲大きさ，⑳非接触

2 運動障害性構音障害の訓練——⑦補綴的治療

1 補綴的治療について空欄を埋めなさい。

- 補綴とは体の欠損した部位の（　①　）と（　②　）を人工物で補うことを指す。
- 補綴装置を使って（　③　）や（　④　）の改善を図ることができる。
- 装置の製作と装着には（　⑤　）科医との綿密な連携が必要である。

2 軟口蓋挙上装置（palatal lift prosthesis：PLP）について空欄を埋めなさい。

- PLPは（　⑥　）を人為的に挙上させて鼻咽腔の空隙を狭くする装置である。
- ハードタイプは口蓋床，連結部，（　⑦　）からなる。
- 適応には，装置を支える（　⑧　）があることが必要である。
- （　⑨　）反射がある例では慎重に導入する。
- 装着下での適切な訓練によって（　⑩　）機能が賦活することも期待される。

3 舌接触補助床（palatal augmentation prosthesis：PAP）について空欄を埋めなさい。

- PAPは上顎義歯の（　⑪　）部を厚くしたり，（　⑪　）部分だけを作成して厚みをもたせた装置。
- 舌と（　⑪　）の隙間を狭め，舌の（　⑫　）を代償する。
- 装着下での適切な訓練によって（　⑬　）の運動機能の賦活化も期待される。

MEMO

▶補綴装置は機能不全による代償的な不適応行動を予防するためにも早期の装着と訓練が望ましい。

MEMO

▶口腔内において閉鎖感覚の獲得と筋知覚を介して中枢へ挙上の感覚が伝達される結果として運動が賦活化する見解がある。

MEMO

▶人工物による軟口蓋の挙上や舌と口蓋の隙間が埋められる形態の補綴は，関連筋の代償的な使用からくる疲労を軽減し，軟口蓋や舌の運動がうながされることによって廃用性萎縮の予防にもつながる。
▶開鼻声へのアプローチとして補綴装置を使用しながら，ブローイングや摩擦音の持続発声などのトレーニングを行う。
▶他に，下顎へのアプローチに，チンキャップ（閉口不全例に対し）が知られている。

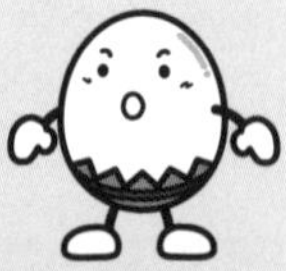

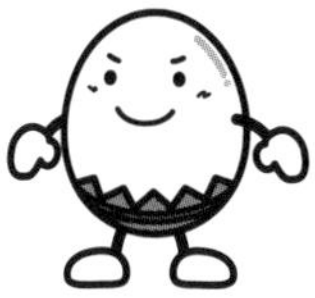

読み解くためのKeyword

補綴的治療

運動障害性構音障害では補綴装置を使って構音や共鳴の改善を図ることがある。補綴とは体の欠損した部位の形態と機能を人工物で補うことを指すが，機能不全のケースにも用いられる。運動を補う直接的な効果のみならず，筋機能の賦活効果[1]が期待でき，訓練機器としての側面ももっている。装置の製作と装着には歯科医との綿密な連携が求められる。

軟口蓋挙上装置（palatal lift prosthesis：PLP）

義歯の後方へ延長した挙上子によって，軟口蓋を人為的に挙上させて鼻咽腔の空隙を狭くする。即時的な効果と鼻咽腔閉鎖機能の賦活・獲得を期待される装置で，賦活効果が得られた場合には撤去も可能となる[1]。鼻咽腔閉鎖機能のみでなく他の構音器官の運動障害が重度であれば適応は低い。また装置は歯にかけて維持するため，残存歯がなければ適応は困難である。嘔吐反射が出現する例では徐々に装着時間を長くする[1]などの導入が必要となる。ハードタイプは，口蓋床，連結部，挙上子からなる。飲み込みにくさや違和感が出現しやすいが，安定感は高い。モバイル型は軟口蓋挙上部に弾力性をもたせたタイプで，長時間の装用も可能である[1]。

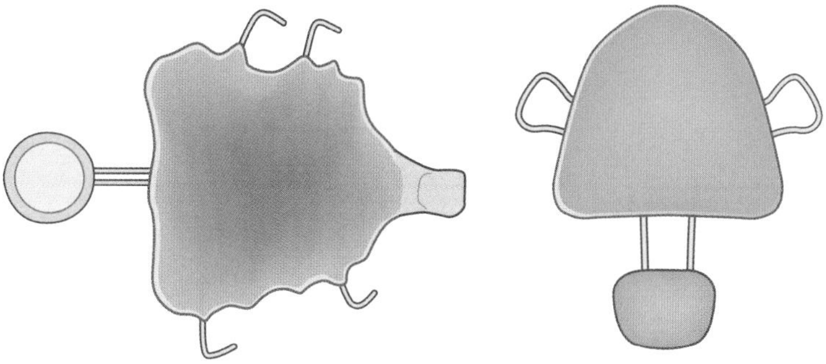

● ハード型 PLP

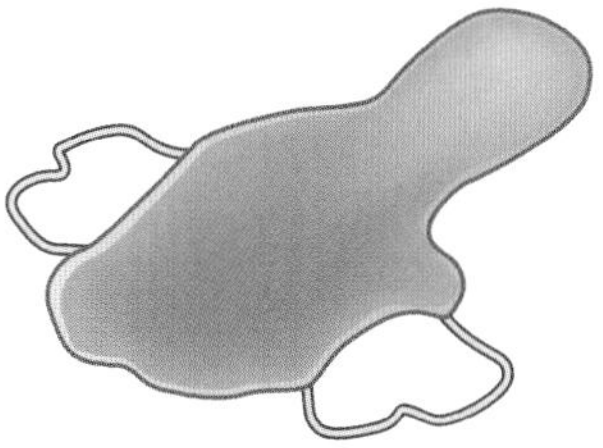

● モバイル型 PLP

舌接触補助床（palatal augmentation prosthesis：PAP）

舌と口蓋の隙間を狭め，舌の運動不全を代償する上顎義歯の口蓋部を肥厚させた形態の装置，または口蓋部分だけの装置である。嚥下の際は舌の固定を補助し，咽頭収縮を改善[1]する。構音を改善する目的で，構音点に隆起部をもたせたPAPも制作される[1]。PAPを装着して適切な訓練をすることで[2]，賦活効果も期待される。舌機能の改善に伴って，口蓋部分の厚さを調整することも必要となる。

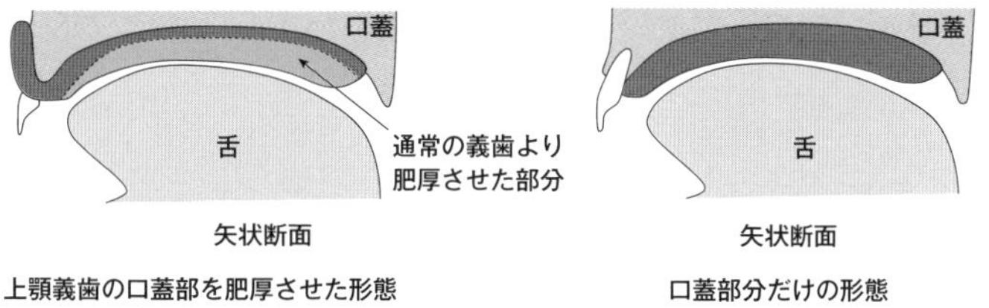

● 上顎義歯によるPAP（左）と口蓋床によるPAP（右）の模式図

〔日本老年歯科医学会，日本補綴歯科医学会（編）：2. 舌接触補助床（PAP）とは．摂食・嚥下障害，構音障害に対する舌接触補助床（PAP）の診療ガイドライン．2011．http://minds 4.jcqhc.or.jp/minds/pap/pap.pdfより一部改変〕

解答

1 ①形態，②機能（①，②は順不同），③構音，④共鳴（③，④は順不同），⑤歯
2 ⑥軟口蓋，⑦挙上子，⑧残存歯，⑨嘔吐，⑩鼻咽腔閉鎖
3 ⑪口蓋，⑫運動不全，⑬舌

MEMO

第 4 章

運動障害性構音障害の環境調整

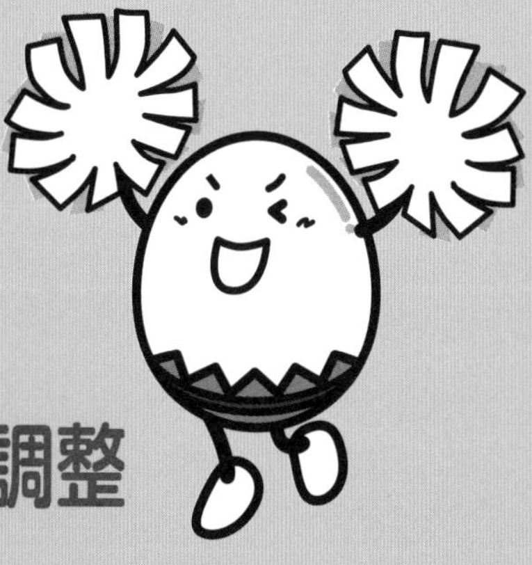

この章では，運動障害性構音障害の方の環境調整について学びます。病院で患者様と呼ばれていた方々は，やがてそれぞれの生活に戻っていかれます。多くの方が「相手に伝わらないのでだんだん話すのが嫌になる」と訴え，会話に消極的になりがちです。機能訓練にとらわれ，社会復帰や生きがい，価値観の転換を遅らせている方もいらっしゃいます。生活期に臨んで言語聴覚士に何が求められるのか，ここでは職場復帰の実情と地域リハビリテーション，コミュニケーションの実用性を高める工夫，友の会活動を通して支援の在り方を考えてみましょう。

1 周囲へのアプローチと社会復帰

1 運動障害性構音障害者の職場復帰について空欄を埋めなさい。

● 一般に，脳卒中罹患後の職場復帰の割合を比べると言語障害をもつ人の職場復帰の割合は（　①　）く，失語症当事者と比べると運動障害性構音障害者は（　②　）がしやすい傾向にある。

2 地域リハビリテーションの定義について空欄を埋めなさい。

● 地域リハビリテーションとは，障害のある子どもや成人・高齢者とその（　③　）が（　④　）ところで，一生（　⑤　）に，その人らしくいきいきとした生活ができるよう，（　⑥　）・（　⑦　）・福祉・介護および（　⑧　）を含め，生活にかかわるあらゆる人々や機関・組織がリハビリテーションの立場から協力し合って行う活動のすべてをいう。

3 地域における言語聴覚士の活動について空欄を埋めなさい。

● 介護保険法の改定により（　⑨　）年から言語聴覚士の訪問リハビリテーションが開始されている。
● 国が推進する（　⑩　）システムの流れのなかで（　⑪　）支援・（　⑫　）予防の観点から，言語聴覚士が地域へ派遣される事業がはじまっている。

4 コミュニケーションの実用性を高めるためにどのような工夫が考えられるかについて空欄を埋めなさい。

● 環境調整の例として運動障害性構音障害者と会話する際，相手の人は（　⑬　）のなかでは話さないことがあげられる。
● 聞き返しと質問の工夫として（　⑭　）で答えられる質問や答えやすい質問として（　⑮　）を意識した質問をする。
● 感情失禁に対しては，（　⑯　）であることを周囲に指導する。

MEMO

▶前章までに学んだ機能訓練や発話のコントロール，補綴治療，AACなどは生活で使えることがすべてであり，般化の支援は欠かせない。

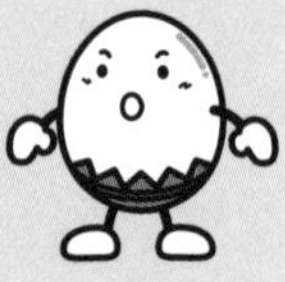

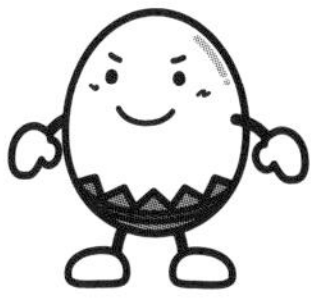

読み解くための Keyword

職場復帰

脳卒中罹患後の職場復帰率は佐伯らによれば，軽症まですべての脳卒中を含めると 45%と推計されている[1)]。失語症例では，2015 年の日本失語症協議会のアンケート調査で職場復帰は 12%，現職復帰は 60%との結果だった[2)]。運動障害性構音障害に対応するディサースリアに関して，2004 年の西尾らによる実態調査[3)]では，職場復帰が可能であったものは 22.0%だった。調査年度，規模などの違いはあるが，傾向として言語障害をもつ人の職場復帰の割合は低い。ただし失語症当事者と比べると運動障害性構音障害は現職復帰がしやすいという結果になっている。

地域リハビリテーションの定義

障害のある子どもや成人・高齢者とその家族が，住み慣れたところで，一生安全に，その人らしくいきいきとした生活ができるよう，保健・医療・福祉・介護および地域住民を含め生活にかかわるあらゆる人々や機関・組織がリハビリテーションの立場から協力し合って行う活動のすべてをいう[4)]。

言語聴覚士の役割と期待される活動

介護保険法の改定により，2005 年から言語聴覚士による訪問リハビリテーションがはじまった。国が推進する地域包括ケアシステムのなかでも自立支援・介護予防の観点から，言語聴覚士が地域へ派遣されている。地域における支援としては，積極的に他職種や行政と連携をとりつつ，

①機能訓練：病期に応じた支援（生活期では廃用予防の観点で支援するなど）
②AAC 機器の適応判定・選定・実用訓練で実用性の定着を支援
③コミュニケーションの実用性を高める提案
④周囲に対する障害の理解の促進と環境調整
⑤当事者会への参加呼びかけ・会の立ち上げ・組織化

など[5)]，臨機応変な対応を行いつつ当事者と周囲の方々のより良いコミュニケーションに参与することが求められる。

コミュニケーションの実用性を高める

当事者が障害をもちながら社会復帰するためには，周囲の理解が不可欠である。当事者と周囲へのアドバイスとして以下の工夫が重要である。

● **コミュニケーションの工夫**

①意欲，気分，雰囲気，小道具：コミュニケーションを楽しむ
②周囲の姿勢・態度：聞く姿勢を示す。騒音があれば消す，側に寄るなど
③顔の表情：感情だけではなく唇や舌の動きも含めて大切な情報がある。互いに相手の顔をみる
④唾液の貯留：こまめに飲み込むよううながす
⑤ゆっくりしたペース：長さ，速さや巧緻性が高まるほど発話が増悪する。周囲がまず落ち着いてゆっくり話しかける
⑥相槌：ときどきキーワードを返す，内容を確認するなど効果的な相槌に習熟する
⑦聞き返しと質問の工夫：答えやすい質問（5W1H），yes/no で答えられる質問など
⑧言い換え：通じない時は言い換えて，別の表現を試すよう促す
⑨感情失禁などに対する態度：周囲は落ち着いて収まるまで待つ。周囲に理解してもらうことも言語聴覚士の役割
⑩補助手段：言語聴覚士はあらゆる手段を使ってコミュニケーションをとるよう，当事者・周囲の人々にうながす。AAC は有効に使いこなすまでが装用訓練である

〔廣瀬　肇，他（著）：6．音の産生　②統合そして般化．言語聴覚士のための運動障害性構音障害学．医歯薬出版，303-304，2001 を参考に作成〕

解答

1 ①低，②現職復帰
2 ③家族，④住み慣れた，⑤安全，⑥保健，⑦医療（⑥，⑦は順不同），⑧地域住民
3 ⑨2005，⑩地域包括ケア，⑪自立，⑫介護
4 ⑬騒音，⑭yes/no，⑮5W1H，⑯症状

2 友の会など

1 日本失語症協議会の目的について空欄を埋めなさい。

- 失語症等の言語障害者団体〔おもに失語症者・（　①　）者とする〕ならびにこれに賛助する団体および個人によって組織し，失語症等の障害者への（　②　）・医療・保健等の向上に向けての活動ならびにこれに必要な事業を行い，同障害者の言語機能（　③　）や（　④　）を図り，また，その生活の向上と社会参加の促進を図るべく，種々の活動をし，福祉の充実・増進に寄与することを目的とする。

2 日本ALS協会（Japan ALS association：JALSA）について空欄を埋めなさい。

- 会員は患者・家族・遺族が中心で，医療専門職や行政職員，研究者の他，（　⑤　）も数多く加入している。
- 「患者が安心して療養できる医療・福祉の確立」と「病気の（　⑥　）究明・治療法の確立」を中心に据え，「（　⑦　）等の開発研究」にも力を入れており，同協会の研究助成部では障害者用重度コミュニケーション（　⑧　）装置の開発・実用化などにも携わっている。

3 全国パーキンソン病友の会について空欄を埋めなさい。

- 各（　⑨　）を代表する「パーキンソン病友の会各県支部」組織で構成されている。各支部では，支部会相互の交流会，言語障害関連を含む講演会などの活動がなされている。

4 全国脊髄小脳変性症・多系統萎縮症友の会について空欄を埋めなさい。

- 患者および家族に対して（　⑩　）の場を提供し，またこの疾病に伴う身体的（　⑪　）が起こすさまざまな困難を緩和するための情報を発信している。

MEMO

▶言語聴覚士は進行性疾患の友の会活動について知り，患者・家族に情報を提供できると支援の１つになる。

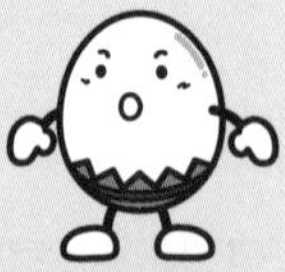

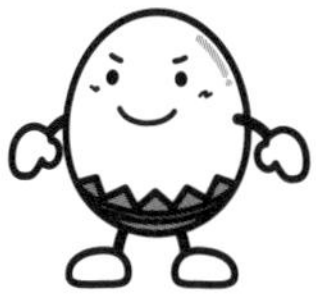

読み解くためのKeyword

日本失語症協議会

現在，運動障害性構音障害のための，かつ全国的に知られている当事者団体は存在しない。しかし日本失語症協議会の「目的」にある“麻痺性構音障害”は，運動障害性構音障害を指している。各地域の友の会で，構音障害をもつ方々が入会している例は少なくない（2014 年 11 月 1 日，「全国失語症友の会連合会」から名称変更）。

● 日本失語症協議会の目的

> 失語症等の言語障害者団体（おもに失語症者・麻痺性構音障害者とする）ならびにこれに賛助する団体および個人によって組織し，失語症等の障害者への福祉・医療・保健等の向上に向けての活動ならびにこれに必要な事業を行い，同障害者の言語機能回復や社会復帰を図り，また，その生活の向上と社会参加の促進を図るべく，種々の活動をし，福祉の充実・増進に寄与することを目的とする

〔内閣府NPO法人ポータルサイト：日本失語症協議会．https://www.npo-homepage.go.jp/npoportal/detail/ 013000076 より引用〕

難病・疾病友の会

運動障害性構音障害の原因疾患の多くは，疾患ごとに友の会が組織されており，障害についての勉強会や交流会などが開催され，コミュニケーションの障害をテーマとする活動も行われている。以下に３団体を紹介する。

• 日本ALS協会（Japan ALS association：JALSA）[1)]

1986 年に「ALSとともに闘い，歩む」ことを趣旨とした非営利団体として設立された。2012 年に一般社団法人となり，2016 年に設立 30 周年を迎えた。会員数は約 4,400 名（2018 年），全国に 42 の支部を組織している。会員は患者・家族・遺族が中心で，医療専門職，介護関係者，行政職員，研究者，一般市民も数多く加入している。活動の基本方針は「患者が安心して療養できる医療・福祉の確立」と「病気の原因究明・治療法の確立」を中心に据えている。「福祉機器等の開発研究」や「療養支援活動」への助成にも力を入れており，同協会の研究助成部では障害者用重度コミュニケーション意思伝達装置の開発・実用化などにも携わっている。

• 全国パーキンソン病友の会[2)]

1976 年 11 月 23 日発足。各都道府県を代表する 45 の「パーキンソン病友の会各県支部」組織をもって構成されている。事業内容は

①パーキンソン病の医療・研究体制の充実と専門医の多数養成への貢献
②患者の福祉向上と関係各法の充足
③パーキンソン病の社会的認識向上
④支部の設立と活動の支援
⑤共通の要求をもつ他団体との連携
⑥国外のパーキンソン病に関する諸団体との連携・交流
⑦機関誌の発行

などである。各支部では，交流会，言語障害関連を含む講演会などが行われている。

• 全国脊髄小脳変性症・多系統萎縮症友の会[3)]

全国SCD友の会が 1977 年に結成され，その後，2008 年 10 月 22 日全国脊髄小脳変性症・多系統萎縮症友の会（全国SCD・MSA友の会）が設立された。脊髄小脳変性症・多系統萎縮症の患者および家族に対して交流の場を提供し，またこの疾病に伴う身体的機能低下が起こすさまざまな困難を緩和するための情報を発信する。これらの活動を通じて神経難病である脊髄小脳変性症・多系統萎縮症に対する社会的認識を深め，保健，医療の増進に寄与することを目的とする。

解答

1 ①麻痺性構音障害，②福祉，③回復，④社会復帰
2 ⑤一般市民，⑥原因，⑦福祉機器，⑧意思伝達
3 ⑨都道府県
4 ⑩交流，⑪機能低下

文献

●引用文献●

第1章　運動障害性構音障害の歴史

1　欧米の歴史

1）切替一郎：音声言語医学の源流とわが国における発展　―前篇―　19世紀中葉より日本音声言語医学会誕生（1956）までの約100年間について．音声言語医 27：178-189，1986
2）The Royal College of Speech and Language Therapists（RCSLT）ホームページ：https://www.rcslt.org/
3）進藤美津子：上智大学における言語聴覚障害部門の歴史・現状・展望．上智大学外国語学部紀要 45，94，2010
4）西尾正輝：ディサースリアの基礎と臨床　第1巻　理論編．インテルナ出版，16-20，2006

2　日本の歴史

1）切替一郎：音声言語医学の源流とわが国における発展　―前篇―　19世紀中葉より日本音声言語医学会誕生（1956）までの約100年間について．音声言語医 27：178-189，1986
2）進藤美津子：上智大学における言語聴覚障害部門の歴史・現状・展望．上智大学外国語学部紀要 45，94，2010
3）西尾正輝：ディサースリアの基礎と臨床　第1巻　理論編．インテルナ出版，23-25，2006

第2章　運動障害性構音障害の基礎

1　運動障害性構音障害の定義と障害のタイプ

1）廣瀬　肇，他：言語聴覚士のための運動障害性構音障害学．医歯薬出版，3-5，2001
2）藤田郁代（監・編），北　義子，他（編）：標準言語聴覚障害学　言語聴覚障害学概論．第2版，医学書院，143，2019

2　運動障害性構音障害にかかわる解剖と生理―①肺気量

1）増田敦子：身体のしくみとはたらき．サイオ出版，111-112，2015

2　運動障害性構音障害にかかわる解剖と生理―②胸郭と呼吸運動

1）増田敦子：身体のしくみとはたらき．サイオ出版，109，2015
2）藤田郁代（監），熊倉勇美，他（編）：標準言語聴覚障害学　発声発語障害学．第2版，医学書院，187-188，2015

2　運動障害性構音障害にかかわる解剖と生理―③喉頭と声帯

1）廣瀬　肇（監），岩田　誠，他（編）：言語聴覚士テキスト．第2版，医歯薬出版，92，2011

2　運動障害性構音障害にかかわる解剖と生理―④顔面・顎・軟口蓋

1）大森孝一，他（編）：言語聴覚士テキスト．第3版，医歯薬出版，138，2018
2）廣瀬　肇，他：言語聴覚士のための運動障害性構音障害学．医歯薬出版，40-41，43，2001
3）栢森良二：顔面神経麻痺リハビリテーションの新しい展開．日耳鼻 117：86-95，2014

2　運動障害性構音障害にかかわる解剖と生理―⑤舌

1）竹原祥子，他：舌の構造と機能訓練，老年歯医 21：44-47，2006
2）藤田郁代（監），熊倉勇美，他（編）：標準言語聴覚障害学　発声発語障害学．第2版，医学書院，192-193，2015

3） 杉浦和朗：カラー版イラストによる中枢神経系の理解．第 3 版，医歯薬出版，117，1998
4） 医療情報科学研究所（編）：病気がみえる vol. 7 脳・神経．第 2 版，メディックメディア，274，2017

2　運動障害性構音障害にかかわる解剖と生理―⑥神経

1） 医療情報科学研究所（編）：病気がみえる vol. 7 脳・神経．第 2 版，メディックメディア，194-195，242，273-275，2017
2） 片野由美，他：新訂版　図解ワンポイント　生理学．サイオ出版，85，2015
3） 黒谷　亨：絵でわかる脳のはたらき．講談社サイエンティフィク，91-95，2002

3　運動障害性構音障害の症状―①痙性構音障害

1） 廣瀬　肇，他：言語聴覚士のための運動障害性構音障害学，医歯薬出版，106-108，269-271，88-90，269-271，2001
2） 藤田郁代（監・編），北　義子，他（編）：標準言語聴覚障害学　言語聴覚障害学概論．第 2 版，医学書院，77，80，142-147，2019

3　運動障害性構音障害の症状―②一側性上位運動ニューロン性構音障害

1） 廣瀬　肇，他：言語聴覚士のための運動障害性構音障害学．医歯薬出版，89，2001
2） 藤田郁代（監・編），北　義子，他（編）：標準言語聴覚障害学　言語聴覚障害学概論．第 2 版，医学書院，142-143，2019
3） 西尾正輝：ディサースリア　臨床標準テキスト．医歯薬出版，70-71，2007

3　運動障害性構音障害の症状―③弛緩性構音障害

1） 廣瀬　肇，他：言語聴覚士のための運動障害性構音障害学．医歯薬出版，90-92，108-109，269，2001
2） 藤田郁代（監・編），北　義子，他（編）：標準言語聴覚障害学　言語聴覚障害学概論．第 2 版，医学書院，142，147，149，2019

3　運動障害性構音障害の症状―④運動低下性構音障害

1） 医療情報科学研究所（編）：病気がみえる vol. 7 脳・神経．第 2 版，メディックメディア，342-344，354，2017
2） 西尾正輝：ディサースリア　臨床標準テキスト．医歯薬出版，44-45，67-68，149-150，172-178，2007
3） 藤田郁代（監・編），北　義子，他（編）：標準言語聴覚障害学　言語聴覚障害学概論．第 2 版，医学書院，147，149，2019

3　運動障害性構音障害の症状―⑤運動過多性構音障害

1） 医療情報科学研究所（編）：病気がみえる vol. 7 脳・神経．第 2 版，メディックメディア，362-363，556-557，2017
2） 能勢裕里江，他：不随意運動―部位とパターンをどうみるか．medicina 51：1254-1259，2014
3） 藤田郁代（監・編），北　義子，他（編）：標準言語聴覚障害学　言語聴覚障害学概論．第 2 版，医学書院，147，149，2019
4） 西尾正輝：ディサースリア　臨床標準テキスト．医歯薬出版，69，2007

3　運動障害性構音障害の症状―⑥失調性構音障害

1） 医療情報科学研究所（編）：病気がみえる vol. 7 脳・神経．第 2 版，メディックメディア，214-217，364，

2017
2) 馬場元毅：絵でみる脳と神経　しくみと障害メカニズム．第4版，医学書院，192，2017
3) 廣瀬　肇，他：言語聴覚士のための運動障害性構音障害学．医歯薬出版，93-94，110，2001
4) 後藤　淳：失調症患者における問題点の予測．関西理学 4：15-25，2004
5) 藤田郁代（監・編），北　義子，他（編）：標準言語聴覚障害学　言語聴覚障害学概論．第2版，医学書院，147，149，2019

3　運動障害性構音障害の症状―⑦混合性構音障害

1) 医療情報科学研究所（編）：病気がみえる vol.7 脳・神経．第2版，メディックメディア，320-321，332-339，2017
2) 藤田郁代（監），熊倉勇美，他（編）：標準言語聴覚障害学　発声発語障害学　第2版，医学書院，204，2015
3) 西尾正輝：ディサースリア　臨床標準テキスト．医歯薬出版，71-73，2007
4) 廣瀬　肇，他：言語聴覚士のための運動障害性構音障害学．医歯薬出版，98-100，2001
5) 難病情報センター：脊髄小脳変性症（多系統萎縮症を除く）（指定難病18）．https://www.nanbyou.or.jp/entry/4880

第3章　運動障害性構音障害の臨床

1　運動障害性構音障害の評価―①聴覚印象の評価

1) 藤田郁代（監・編），北　義子，他（編）：標準言語聴覚障害学　言語聴覚障害学概論．第2版，医学書院，146-148，2019
2) 厚生労働省：これからの介護予防，3，平成16年1月 高齢者リハビリテーション研究会の報告書
3) 廣瀬　肇，他：言語聴覚士のための運動障害性構音障害学．医歯薬出版，170，2001
4) 伊藤元信，他：運動障害性（麻痺性）構音障害dysarthriaの検査法―第1次案．音声言語医 21：194-211，1980

1　運動障害性構音障害の評価―②発声発語器官の評価

1) 藤田郁代（監・編），北　義子，他（編）：標準言語聴覚障害学　言語聴覚障害学概論．第2版，医学書院，79，148，2019

1　運動障害性構音障害の評価―③機器を用いた評価

1) 藤田郁代（監），熊倉勇美，他（編）：標準言語聴覚障害学　発声発語障害学．第2版，医学書院，211-214，2015
2) 松井理直：エレクトロパラトグラフィ（EPG）の基礎．日音響会誌 73：491-498，2017

1　運動障害性構音障害の評価―④鑑別診断

1) 藤田郁代（監），熊倉勇美，他（編）：標準言語聴覚障害学　発声発語障害学．第2版，医学書院，214，2015

2　運動障害性構音障害の訓練―①構音器官の機能訓練

1) 大森孝一，他（編）：言語聴覚士テキスト．第3版，389-390，2018
2) 西尾正輝：ディサースリアの基礎と臨床　第3巻　臨床実用編．インテルナ出版，83，2006
3) 廣瀬　肇，他：言語聴覚士のための運動障害性構音障害学．医歯薬出版，273-292，2001

2　運動障害性構音障害の訓練─②構音動作訓練・音の産生訓練

1）廣瀬　肇，他：言語聴覚士のための運動障害性構音障害学．医歯薬出版，293-300，2001
2）西尾正輝：ディサースリア　臨床標準テキスト．医歯薬出版，171，2007
3）藤田郁代(監・編)，北　義子，他(編)：標準言語聴覚障害学　言語聴覚障害学概論．第2版，医学書院，150，2019

2　運動障害性構音障害の訓練─③発話速度のコントロール

1）西尾正輝：ディサースリアの基礎と臨床　第3巻　臨床実用編．インテルナ出版，127-146，2006
2）廣瀬　肇，他：言語聴覚士のための運動障害性構音障害学．医歯薬出版，308-310，2001

2　運動障害性構音障害の訓練─④障害別訓練の注意点（1）

1）廣瀬　肇，他(著)：言語聴覚士のための運動障害性構音障害学．医歯薬出版，20，269-271，2001
2）藤田郁代(監・編)，北　義子，他(編)：標準言語聴覚障害学　言語聴覚障害学概論．第2版，医学書院，149，2019
3）椎名英貴：運動性構音障害・嚥下障害に対する神経発達学的治療．聴能言語学研究 7：104-105，1990
4）西尾正輝：ディサースリアの基礎と臨床　第2巻　臨床基礎編．インテルナ出版，133，2006

2　運動障害性構音障害の訓練─⑤障害別訓練の注意点（2）

1）廣瀬　肇，他(著)：言語聴覚士のための運動障害性構音障害学．医歯薬出版，272-273，2001
2）藤田郁代(監・編)，北　義子，他(編)：標準言語聴覚障害学　言語聴覚障害学概論．第2版，医学書院，149，2019
3）西尾正輝：ディサースリアの基礎と臨床　第3巻　臨床応用編．インテルナ出版，45-48，134-145，2006
4）藤田郁代(監)，熊倉勇美，他(編)：標準言語聴覚障害学　発声発語障害学．第2版，医学書院，217-218，2015

2　運動障害性構音障害の訓練─⑥AAC

1）西尾正輝：ディサースリア　臨床標準テキスト．医歯薬出版，178，2007
2）知念洋美(編著)：言語聴覚士のためのAAC入門．協同医書出版，2-3，2017

2　運動障害性構音障害の訓練─⑦補綴的治療

1）藤田郁代(監)，熊倉勇美，他(編)：標準言語聴覚障害学　発声発語障害学．第2版，医学書院，228-231，2015
2）日本老年歯科医学会，日本補綴歯科医学会(編)：摂食・嚥下障害，構音障害に対する舌接触補助床（PAP）の診療ガイドライン．2011．http://minds4.jcghc.or.jp/minds/pap/pap.pdf

第4章　運動障害性構音障害の環境調整

1　周囲へのアプローチと社会復帰

1）佐伯　覚，他：脳卒中の復職の現状．脳卒中 41：411-416，2019
2）「失語症を含む高次脳機能障害のある方の就労に関するアンケート調査」ワーキンググループ：「失語症を含む高次脳機能障害のある方の就労に関するアンケート調査」結果報告書．日本失語症協議会，16-17，2016
3）西尾正輝：ディサースリア　臨床標準テキスト．医歯薬出版，22-23，198-199，2007
4）日本リハビリテーション病院・施設協議会：地域リハビリテーション　定義・推進課題・活動方針 2016年版．https://www.rehakyoh.jp/images/pdf/ 2016110402.pdf

5） 廣瀬　肇，他：言語聴覚士のための運動障害性構音障害学．医歯薬出版，303-304，327，2001

2　友の会など

1） 日本ALS協会ホームページ：http://alsjapan.org/
2） 全国パーキンソン病友の会　支部会ホームページ：https://sites.google.com/site/jpdaorg/jpdalink
3） 全国脊髄小脳変性症・多系統萎縮症友の会ホームページ：https://scdmsa.tokyo/

●参考文献●

・ Philipp Caffier，他：Hermann Gutzmannが創設したベルリン大学（Charite）の音声言語外来の100周年．音声言語医 46：258-261，2005
・ 笹沼澄子：世界の言語障害学：最近の動向．音声言語医 36：442-447，1995
・ 日本聴能言語士協会講習会実行委員会（編）：アドバンスシリーズ　コミュニケーション障害の臨床　第4巻　運動性構音障害．協同医書出版社，2002
・ 西尾正輝：標準ディサースリア検査（AMSD）[新装版]．インテルナ出版，22-23，198-199，2004
・ 言語聴覚士国家試験対策委員会（編）：言語聴覚士国家試験過去問題3年間の解答と解説〈2019年版〉．大揚社，2018
・ 安崎文子，他：運動障害性構音障害症例に対する構音訓練における発音補助装置PLP 及びPAPの有用性．東北医誌 118：109-116，2006
・ 外山　稔：運動障害性構音障害の舌の筋線維の計測に関する予備的研究．京都学園大学総合研究所所報 18：14-19，2017
・ 永雄総一：小脳による運動学習機構．理学療法学 42：836-837，2015
・ 三枝英人：舌骨上筋群の解剖．耳鼻展望 53：246-253，2010
・ 三枝英人：ヒト舌筋の舌内走行と神経支配．ディサースリア臨研 6：47-52，2016
・ 三浦宏子：高齢期の地域住民の口腔機能の現状と課題．保健医療科 63：131-138，2014
・ 菊谷　武：高齢者に見られるサルコペニアと舌機能の関連について．日摂食嚥下リハ会誌 8：224-224，2004
・ 渡邉　修，他：筋力トレーニングの処方．J Clin Rehabil 12：578-585，2003
・ 市橋則明：筋力トレーニングの基礎知識　―筋力に影響する要因と筋力増加のメカニズム―．健人間 9：33-39，1997
・ 市橋則明，他：筋力低下に対する運動療法．理学療法 30：23-29，2013
・ 市橋則明，他：筋力低下の予防．総合リハ 33：627-634，2005
・ 山賀亮之介，他：加齢による運動機能不全．THE BONE 24：35-38，2010
・ 杉本智子，他：オーラルディアドコキネシスを用いた構音機能の評価と発声発語器官障害との関連．口腔衛会誌 62：445-453，2012
・ 井平　光，他：高齢者に対する筋力トレーニングのあり方．理学療法 30：1010-1016，2013
・ 石井直方：筋と筋力の科学〈1〉重力と闘う筋　―筋はどのようにして力を出すのか？山海堂，2001
・ 奈良　勲（監），吉尾雅春（編）：標準理学療法学　専門分野　運動療法学総論．医学書院，2004
・ Hayashi R, et al.: A novel handy probe for tongue pressure measurement. Int J Prosthodont 15：385-388, 2002
・ 小山勝弘，他：運動生理学　生理学の基礎から疾病予防まで．三共出版，2013
・ 石井直方：レジスタンストレーニング．山海堂，2004
・ Stål P, et al.: Fibre composition of human intrinsic tongue muscles. Cells Tissues Organs 173：147-161, 2003
・ 三枝英人，他：舌の組織解剖　―特にオトガイ舌筋について―．音声言語医 40：56，1999

・ 西尾正輝，他：Dysarthriaにおける発話速度と音節の反復速度との関連性．音声言語医 44：1-8，2003
・ 口腔機能向上マニュアル分担研究班：口腔機能向上マニュアル　～高齢者が一生おいしく，楽しく，安全な食生活を営むために～（改訂版）．2009．https://www.mhlw.go.jp/topics/2009/05/dl/tp0501-1f.pdf
・ 谷本道哉：スポーツに「筋力」は不要なのか（その4）：「筋力と動き」：使える筋肉づくりの勘違い．トレーニング・ジャーナル 28：54-57，2006
・ 熊田政信，他：構音時の舌筋機能―Tagging MRI Movieを用いた研究―．音声言語医 41：170-178，2000
・ 勝田　茂（編著）：入門運動生理学．第3版，杏林書院，2007
・ ACSM（American College of Sports Medicine）（著），日本体力医学会体力科学編集委員会（監訳）：運動処方の指針　運動負荷試験と運動プログラム．原著第8版，南江堂，2013
・ 長谷公隆（編著）：運動学習理論に基づくリハビリテーションの実践．医歯薬出版，2008

採点表

	1回目	2回目	3回目
第1章　運動障害性構音障害の歴史			
1　欧米の歴史	／8	／8	／8
2　日本の歴史	／10	／10	／10
第2章　運動障害性構音障害の基礎			
1　運動障害性構音障害の定義と障害のタイプ	／12	／12	／12
2　運動障害性構音障害にかかわる解剖と生理			
①肺気量	／11	／11	／11
②胸郭と呼吸運動	／13	／13	／13
③喉頭と声帯	／21	／21	／21
④顔面・顎・軟口蓋	／27	／27	／27
⑤舌	／23	／23	／23
⑥神経	／18	／18	／18
3　運動障害性構音障害の症状			
①痙性構音障害	／18	／18	／18
②一側性上位運動ニューロン性構音障害	／14	／14	／14
③弛緩性構音障害	／17	／17	／17
④運動低下性構音障害	／19	／19	／19
⑤運動過多性構音障害	／17	／17	／17
⑥失調性構音障害	／22	／22	／22
⑦混合性構音障害	／23	／23	／23

	1回目	2回目	3回目
第3章　運動障害性構音障害の臨床			
1　運動障害性構音障害の評価			
①聴覚印象の評価	／19	／19	／19
②発声発語器官の評価	／20	／20	／20
③機器を用いた評価	／18	／18	／18
④鑑別診断	／21	／21	／21
2　運動障害性構音障害の訓練			
①構音器官の機能訓練	／15	／15	／15
②構音動作訓練・音の産生訓練	／17	／17	／17
③発話速度のコントロール	／13	／13	／13
④障害別訓練の注意点（1）	／10	／10	／10
⑤障害別訓練の注意点（2）	／13	／13	／13
⑥AAC	／20	／20	／20
⑦補綴的治療	／13	／13	／13
第4章　運動障害性構音障害の環境調整			
1　周囲へのアプローチと社会復帰	／16	／16	／16
2　友の会など	／11	／11	／11
合　計	／479	／479	／479

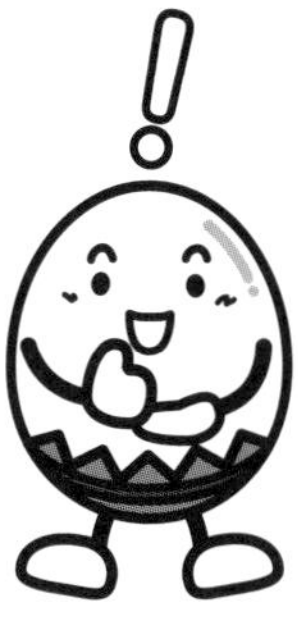

お疲れさまでした！　神経や解剖など，覚えることが多くて大変ですね。でも一度覚えてしまえば教科書もぐっと読みやすくなり理解も深まります。音声障害や嚥下障害の学習と重なるところも多いので色々な側面から何度も見返してみましょう。運動の障害の部分はイメージが持ちにくいかもしれません。映像や発話の状態に照らしながら学習すると定着しやすいと思います。知識はやがて臨床的な思考の道具になります。このドリル学習が，よい筋トレになりますように。

索 引

和 文

欧 文

数 字

記 号

授業・実習・国試に役立つ
言語聴覚士ドリルプラス　運動障害性構音障害　ISBN978-4-7878-2452-3

2020年10月2日　初版第1刷発行

編集者　大塚裕一
著者　櫻庭ゆかり
発行者　藤実彰一
発行所　株式会社　診断と治療社
〒100-0014　東京都千代田区永田町2-14-2　山王グランドビル4階
TEL：03-3580-2750（編集）　03-3580-2770（営業）
FAX：03-3580-2776
E-mail：hen@shindan.co.jp（編集）
eigyobu@shindan.co.jp（営業）
URL：http://www.shindan.co.jp/
表紙デザイン　長谷川真由美（株式会社サンポスト）
本文イラスト　小牧良次（イオジン）
印刷・製本　広研印刷株式会社